# 의사, 한의사 선생님이 사용하는 약(藥)과 노경보차에서 개발한 차(茶)와 한 판 붙읍시다!

노 경 보 지음

효산출판사

비염
기침
천식
피부 알레르기
전립선 질환
고혈압
당뇨병
불면증
위 질환
대장 질환
통풍
으로 고통받는 여러분

## 약을 먹어도 치료되던가요?

약을 먹어도 치료 안 되는 이유가 이 책 안에 있습니다.
약은 부작용이 있지만 식품은 약처럼 부작용이 없습니다.
노경보차(茶)는 한약을 먹으면 간이나 신장이
나빠진다는 우려가 있어 식품으로 개발하였습니다.
수많은 효과의 사례들을 이 책과 노경보차 밴드에서
확인해 보십시오.

2022년 3월 노경보차는
청와대 국민 청원에 글을 올렸습니다.
이를 통해 우리나라 의약 체계가 환자보다는
제약 회사, 의사·한의사·약사를 먼저 챙기는 문제를
지적하고 피해를 당하는 환자들의 절박한 상황을
알리고자 했습니다. 이 국민 청원 글을 소개합니다.
끝까지 읽어 보시기를 청합니다.

청와대 청원 소개

# 대통령님!
# 제약 회사가 아니라
# 환자를 위한 법을
# 만들어 주십시오!

---

비염, 피부 알레르기, 천식, 고혈압, 당뇨병, 통풍, 요실금, 방광염, 전립선 질환, 위 질환, 대장 질환, 불면증, 비만 등과 같은 만성 질병으로 많은 분들이 고통 받고 있습니다. 여러 가지 약도 이 분들을 치료하지는 못합니다. 약을 먹어도 치료가 안 되는 이유는 양약은 대증 요법이기 때문입니다.

　대증 요법은 혈압이 높으면 혈류를 차단하는 방식과 통풍이 있으면 요산을 낮추는 방식입니다. 예를 들어 보면 "두통, 치통, 생리통에는 게보린"을 무조건 복용하게 하는 것이고 게보린은 진통제입니다. 진통제를 먹으면 아픈 곳이 일시적으로 사라지지만 진통 효과가 없어지면 아픈 곳이 다시 아프게 됩니다. 결국 아픈 곳은 치료가 안 되고 나중에는 약의 부작용도 환자의 몫으로 돌아가게 됩니다.

의약 분업은 20년 이상 되었지만 OECD 국가 중 대한민국은 왜 위암, 대장암 1등이 되었는가요? 결국 조사를 해보면 아시겠지만 제도가 있어도 만성 질병 환자는 늘어났다 해도 부인하지 못할 것입니다. 의약 분업 이후 알약 한 알의 가격이 무려 10배 가까이 치솟은 약이 허다했고 그들은 돈 잔치를 하였습니다. 그러다 보니 내부자 고발로 인해 의약품 리베이트의 민낯이 일부 드러났습니다. 의약 분업 이후 최대 수혜자는 누구인가요?

첫째로 제약 회사, 그 다음으로는 의사·한의사·약사가 의료보험료로 혜택을 누렸을 것입니다. 그런데 이런 부당한 현실을 바로 잡기 위하여 정부는 어떠한 노력을 하였습니까? 현재의 법은 의약품 공급자를 위한 법 아닌가요? 의약품 공급자와 소비자 모두를 보호하는 법이 공정한 법 아닌가요?

## 비염과 천식의 고통에서 벗어나고자 직접 노경보차를 만들었습니다

대통령님, 저는 울산시 울주군 언양에서 찻집을 하고 있는 노경보입니다. 그리고 얼마 전 〈의사, 한의사 선생님이 사용하는 약과 노경보차에서 개발한 차와 한판 붙읍시다!〉라는 제목으로 제가 직접 개발한 노경보차를 소개하는 책을 썼습니다. 노경보차는 비염, 피부 알레르기, 천식, 고혈압, 당뇨병, 통풍, 요실금, 방광염, 전립선 질환, 위 질환, 대장 질환, 불면증, 비만 등으로 고통 받는 분들을 위해 만들어진 차입니다.

저는 과거에 비염과 천식을 앓던 중환자였습니다. 저는 의약품 유통 회사인 '코리아엠에스약품' 운영자였습니다. 그리고 제 아내는 약사입니다. 저는 의약품 유통 회사를 하다 보니 주변에 의사, 약사들이 많았고 그러다 보니 그들에게 치료를 받아도 약을 먹어 보아도 치료가 되지 않았습니다. 그러나 치료는커녕 고통이 나날이 커져 결국 일상생활이 불가능할 지경에 이르렀습니다. 숨은 코로 쉬어야 하지만 비염으로 인하여 입으로 숨을 쉬게 되어 폐가 건조되어 결국 천식이 되었습니다. 아마 저처럼 비염과 천식, 아토피 등뿐만 아니라 만성 질병으로 고통을 받고 있는 사람들이라면 이 말에 동의할 것입니다.

심한 비염과 천식의 고통에 시달리다 보니 "저를 치료해준다면 1억 원을 주겠습니다"라고 하였습니다. 저는 절박한 심정으로 저를 치료하고 싶었습니다. 그분들은 "만약 그런 약을 개발한다면 노벨의학상을 받을 것이다"라는 말을 했습니다. 저의 절박한 물음에 대해 어느 선생님이 저에게 건넨 말입니다. 저는 평생 이렇게 살아야 한다는 말인가 하는 고민 끝에 약은 치료가 안 된다는 것을 알고 나 스스로 아픈 고통에서 벗어나기 위하여 노경보차를 개발했습니다. 그리고 노경보차를 마시고 지금은 건강하게 살고 있습니다.

대통령님, 거듭 말씀드리지만 만성 질환은 약으로 치료가 어렵습니다. 이미 만성 질병으로 고통 받는 분이라면 이 말에 동의할 것입니다. 아무리 훌륭한 의사라도 약이 있어야 치료를 할 수 있습니다. 서양 의약인 약으로 만성 질병을 치료할 수 없는 이유는 양약은 대증 요법이기 때문입니다.

특히 비염과 피부 알레르기는 '국민 질병'이라 불릴 정도로 흔한 질병입니다. 해마다 비염 환자와 피부 알레르기 환자가 증가하는 것을 보더라도 약으로 해당 질병들의 치료가 어렵다는 것이 증명되었음을 알 수 있습니다. 알레르기 환자들이 겪는 주 증상은 히스타민 과다 분비로 인해 유발됩니다. 병원의 치료 방식으로는 알레르기 환자들에게 강력한 항히스타민제나 스테로이드제 등으로 처방하는 경우가 대부분일 것입니다. 그러나 이러한 약들을 장기적으로 복용할 경우 심각한 부작용이 따를 수밖에 없습니다. 비염은 그냥 코가 막힌다, 콧물이 난다고 생각하지만 비염은 간단한 병이 아니지 않습니까? 숨은 코로 쉬어야 하지만 비염 때문에 입으로 숨을 쉬게 되면 결국 천식이 될 수밖에 없는 위험한 질병이 비염입니다. 여기에다가 약을 먹으면 약 부작용으로 더 심한 고통을 겪습니다.

또한 천식의 경우도 마찬가지입니다. 천식 환자들은 기침으로 고생하다가 어느 날 천식이라는 진단을 받고 엄청난 고통에 시달리고 있는 분들입니다. 이들은 밤마다 가슴이 찢어지는 고통 속에서 차라리 죽고 싶은 심정으로 살고 있을 것입니다. 상식적으로 만성 기침도 치료 못하는 약이 천식을 어떻게 치료하겠습니까?

### 기존의 대증 요법으로 과연
### 만성 질병을 치료할 수 있었습니까?

고혈압, 당뇨병, 통풍은 또 어떻습니까? 이 병을 앓는 환자들은 병원에서 약을 처방받지만 끝내 낫지 않아 합병증으로 고통 받는 환자들은 늘어나고 있습니다. 질병이 진행되는 동안 결국 신장이 망가진 환자들은 신장 투석이라는 비극적인 상황으로 내몰리는 경우가 너무나 많이 늘어나고 있습니다. 아마 이들은 약을 먹으면 치료가 되는 줄 알고 약을 먹고 있을 것입니다. 그러나 약으로 치료된 적이 어디에 있습니까? 그러다 보니 투석 환자들은 늘어납니다. 심지어 투석이 끝이 아니지 않습니까? 다음은 신장 이식을 해야 하기 때문에 장기 기증을 받기 위하여 처절한 삶을 살고 있는 환자들이 늘어나고 있습니다. 이래도 약이 병을 치료한다는 말이 적합한가요?

　통풍은 어떠한가요? 통풍으로 진단을 받고 요산 수치가 높다는 이유 하나만으로도 큰문제입니다. 단백질 등 영양 물질들이 체내 분해 과정에서 독성 물질인 암모니아를 발생시키고 이게 혈액 속에 많아지면 간에서 요소로 바꾸어 배출합니다. 그러나 간의 요소 회로 기능이 작동이 안 되면 혈중 암모니아 농도가 올라가 문제를 일으키고 또 요산 형태로 배출되는 일부 아미노산들 때문에 신장에 요산이 쌓이면 통풍이 발생합니다. 문제는 통풍치료제로 급성 발작을 억제하는 콜키신이나 요산 생성에 관여하는 회로를 억제하는 알로푸리놀 등을 쓴다는 점입니다. 이것은 완치용이라기보다는 결국 임시방편용입니다. 신장을 건강하게 다스려 자연스런 요산 배출을 유도해야지 약물만으로는 부작용으로 신장 결석 등 문제점도 야기되기 때문입니다.

　또한 비만의 경우는 어떠한가요? 병원이나 한의원에서 처방하는 비만 약에 대해 들어보셨을 것입니다. 여러 합병증에 시달리는 비만 환자들이 비만 약을 처방받고 약을 먹는 사람들도 있습니다. 그런데 비만 약이 어디에 있습니까? 비만 약이 있다면 미국이라는 선진국에 비만 환자가 없을 것입니다. 비만 약으로는 향정신성 의약품을 남용하는 것이 우리나라의 현실 아닌가요? 비만 약으로 불리는 약이 체중 감량 효과를 내는 것은 정상적인 작용이 아니라, 그 약이 일으키는 부작용 아닌가요? 향정신성 의약품을 처방받는 또 다른 환자들이 있습니다. 불면증과 공황 장애, 우울증에 처방하는 향정신성 의약품의 부작용 설명서에서는 '자살 충동감'이라는 끔찍한 문구가 적혀 있습니다. 대통령님, 해마다 높은 자살률을 기록하는 대한민국에서 발생하고 있는 이런 일을 어떻게 보십니까?

대통령님, "술 한 잔 마시면 잠이 잘 온다"라는 말을 들은 적이 있으신가요? 술은 수면제가 아닌데 왜 술을 마시면 잠이 잘 올까요? 술이 혈류 속도를 빠르게 하여 잠이 잘 오는 것 아닌가요? 사람의 혈관의 길이는 12만km 정도라 합니다. 건강한 사람의 혈류는 45초 동안 12만km의 혈관을 한 바퀴 돌아야 건강한 삶을 살 수 있습니다. 그런데 혈류 속도가 늦어지면 잠이 오지 않아 불면증 환자가 될 수밖에 없습니다. 물론 심신이 불안정한 사람들도 있지만 거의 대부분 사람이 나이가 들다 보면 혈액 순환이 안 되어 불면증뿐 아니라 침해 안구 건조증, 두통, 질 건조증, 정력 저하 등 다양한 증상을 겪습니다. 이런 분들에게 잠을 오게 하기 위하여 향정신성 의약품을 처방하게 되면 불면증이 치료되지 않을 뿐만 아니라 향정신성 의약품의 부작용으로 인한 고통까지 겪게 됩니다. 이런 환자들을 어떻게 생각하십니까?

양약은 대증 요법에 의해 처방됩니다. 가령 면역 기능 저하로 인해 염증이 생긴 환자가 병원 신료를 받는다면, 항생제를 처방받을 것입니다. 그런데 항생제가 면역 기능을 증진 시키는 약인가요? 차라리 면역 활성을 유도하는 치료법이 더 유용할 것입니다. 현대 의학의 대증 요법으로는 겉으로 드러난 증상만 완화시킬 뿐 질병의 근본을 치료할 수는 없는 것 아닌가요?

또한 한약은 〈동의보감〉을 바탕으로 처방되겠지요. 〈동의보감〉은 무려 400년 전에 집필된 책입니다. 10년이면 강산이 변한다고 하는데, 400년 동안 우리 민족의 식생활이 얼마나 바뀌었나요? 질병의 원인이 음식이라는 사실은 두말할 것도 없는 상식입니다. '〈동의보감〉에 의하면'으로 운을 떼는 한의사들의 말은 어딘가 앞뒤가 맞지 않습니다. 400년 전 우리 선조가 먹던 음식과 현대인이 먹는 음식이 다르기 때문에 질병을 대하는 태도도 달라져야 합니다.

## 약의 정체를 알면 약을 먹을 사람이 아무도 없을 것입니다

그럼에도 불구하고 우리 대한민국 국민들이 꼬박꼬박 의료보험료를 내고, 아프면 약을 복용하는 것은 약의 허상을 모르기 때문입니다. 만약 약의 정체를 알면 약을 먹을 사람은 아무도 없을 것입니다. 그러다 보니 정부에서 신약 개발이라는 목적으로 제약 회사에 막대한 개발비를 부담하고 있지만 특별한 실리가 없는 것도 현실이지요.

2년에 한번씩 국방의 의무처럼 국민 건강검진을 하고 있는 나라가 대한민국입니다. 그런데 국민 건강검진을 통해 측정된 우리 국민의 건강 상태는 어떻습니까? 현재 대한민국은 OECD 국가 중 위암, 대장암 1등이라는 오명을 쓰고 있습니다. 이런 말도 안 되는 일들이 OECD 국가 중 최고 수준의 의약 분업이 실시되는 우리나라에서 일어나고 있습니다.

이러한 현실 속에서 의료보험료는 해마다 늘어나고, 만성 질환으로 고통 받는 환자들도 늘어나고 있습니다. 게다가 여기에 실비보험까지 한몫하고 있습니다. 실비보험은 치료받아도 치료비와 약값은 보험회사로부터 받게 되니까 치료가 되든 안 되든 병원에 살다시피 하는 사람들도 늘어나고 있어 안타깝습니다. 약으로 치료가 안 되는 질병을 치료하기 위하여, 환자들은 보험을 버팀목 삼아 약을 복용하고 그로 인한 부작용에 시달립니다. 악순환이 반복되는 대한민국의 현실이 참으로 안타깝습니다.

물론 약이란 응급 환자에게는 꼭 필요합니다. 현대 의학은 세균이나 바이러스가 원인인 병이나 외상을 치료하는 분야에서 큰 공헌을 해왔습니다. 이 분야에서만큼은 앞으로도 많은 기여가 있을 것입니다. 그러나 만성적인 대사 질환의 경우 현대 의학의 패러다임으로는 그 치료법의 발전이 너무 더딥니다.

분명하게 확립된 이론이 없는 상태에서 무분별한 약 처방에 따른 부작용만 늘어나고 있습니다. 부작용을 호소해 봐도 전체의 메커니즘을 아는 사람이 없기 때문에 '관련이 없다'는 대답만 돌아올 뿐입니다. 설령 약과 부작용의 관련성을 아는 사람이 있다고 해도, 정보의 비대칭성으로 인해 필요한 사람에게 정보가 전달되기 어려운 현실입니다.

제가 국민청원을 올리는 이유는, 모든 의료 서비스가 환자를 기준으로 실질적으로나 제도적으로 재정렬되어야 한다는 말씀을 드리기 위해서입니다. 일부 의료인의 경우 환자를 치료할 방법을 갖지 못했음에도 불구하고, 마치 치료할 수 있는 것처럼 눈속임하여 환자를 붙들고 다른 치료의 기회를 막고 있습니다. 이는 결코 아픈 사람을 위한 일로 보이지 않습니다.

인간의 고통을 덜어주고자 하는 것이 의료 서비스의 존재 이유 아닙니까? 현재의 제도는 이 숭고한 가치를 행하는 데에 어떠한 기여를 하고 있습니까? 현행 제도는 비양심적 행태를 벌이는 의료인을 관리·감독하지 못하며, 심지어 특정 집단의 경제적 이익을 보호하는 울타리처럼 보이기도 합니다. 특정 집단이 배타적 목적으로 항상 내세우는 '과학적'이라는 말도 더욱 과학적으로 정의되어야 할 필요가 있습니다. 모두가 같은 전제 조건 아래 동일한 기준을 적용받는 것이 공정한 가치를 지키는 길이며, 그것이야말로 진정으로 과학적인 일이기 때문입니다.

## 환자들을 벼랑 끝으로
## 내몰고 있는 현실이 개탄스럽습니다

네이버 밴드에서 '노경보차'를 검색하시면 경험한 분들의 후기를 볼 수 있습니다. 노경보차에 오시는 분들은 지푸라기라도 잡고 싶어서 오시는 분들입니다. 그러다 보니 자신이 겪은 고통과 치료의 과정을 알리고자 하는 분들도 많이 계십니다. 물론 후기의 글을 보시면 의심스러우실 수 있습니다. 그렇다면 아픈 사람들을 위하여 실사라도 해주시기를 요청 드립니다.

노경보차의 후기가 거짓이라면 저를 사기죄로 처벌해 주십시오. 그러나 네이버 밴드의 후기가 사실임을 입증 받는다면 만성질환자들을 위하여 그들이 노경보차를 선택할 수 있도록 기회를 주십시오. 현재 노경보차는 식품이라는 이유 하나만으로 정부의 규제를 받고 있습니다. 만성질환자들을 고통에서 구제할 수 있는 노경보차를, 대중화시킬 수 없는 것은 부당하다고 생각합니다.

저는 경제적 이익을 취하고자 환자의 고통을 볼모로 잡는 일부 의료인들과 다릅니다. 저는 노경보차를 1개월 드시고 효과를 못 본 분에게 더 이상 판매하지 않습니다. 약은 부작용이 있지만 식품은 부작용도 없습니다. 효과 있는 식품은 약과 달리 부작용이 없으니 임상실험도 필요 없습니다. 질병으로 고통 받는 사람은 우리나라뿐만 아니라 전세계 곳곳에 있습니다. 외화벌이에도 고용 창출에도 큰 힘이 될 것입니다.

제약 회사, 의사, 한의사, 약사의 밥그릇 싸움에 국민의 혈세 낭비하지 마시고, 아픈 사람을 위한 법을 만들어 주십시오. 법은 기득권자를 위하는 법이 아닌 합리적인 법이어야 합니다. 병원을 전전하다가 벼랑 끝에 몰려 노경보차를 찾는 환자들이 늘어나는 현실이 개탄스럽습니다. 단순 기득권자들의 논리에 휘둘리지 마시고 현명한 판단을 부탁드립니다.

결국 제가 드리고자 하는 말씀은 병원과 한의원에서 치료 실패를 겪은 만성질환자들이 병원이나 한의원에서 치료받다가 치료가 되지 않아, 소문에 소문을 듣고 저의 찻집에 방문하여 노경보차를 드시고 건강해졌다는 후기의 글들을 보아달라는 것입니다. 만성질환자들의 고통을 외면하지 마시길 바랍니다.

거듭 말씀 드리지만 상식이 통하는 현명한 판단을 해주시길 바랍니다.

2022년 3월 3일
'노경보차' 개발자
노경보 · 서미경 약사

청원을 거절당한 후에

# '보건 복지'가
# 무엇인지
# 다시 묻습니다!

---

청와대 청원을 올린 후 청원 글이 요건에 맞지 않는다는 답변을 받았습니다. 이에 다시 한번 정부의 누구를 위해야 하는지, 보건복지부의 역할은 무엇인지 묻고자 합니다.

　정부는 누구를 위한 정부인가요? 과대광고란 효과 없는 제품의 효과를, 거짓으로 효과가 있는 것처럼 광고하는 것이 과대광고 아닌가요? 질병에 효과가 없는 제품을 효과가 있는 것처럼 하는 것은 사기죄이지 과대광고는 아닙니다. 노경보차는 질병에 그 어떠한 약보다 효과가 있는 것은 증명되었습니다. 밴드의 글이 그 증명입니다.

　만성 질병으로 고통 받는 환자들은 약을 먹어도 치료는 안 되고 약의 부작용까지 이중고를 겪고 있습니다. 그러나 정부는 아픈 환자들을 완

전혀 무시하고 있습니다. 제약 회사, 의사·한의사·약사를 위한 정부로밖에 안 보입니다. 정부는 늘 "창조만이 살길이다"라고 하였지만 정부는 특정인을 보호하기 위한 것으로밖에 안 보입니다. 정부는 아픈 사람을 위하여 무엇을 하였습니까? 차라리 의료 보험도 제약 회사, 의사·한의사·약사를 위하여 국민들에게 매월 일정 금액을 청구하십시오.

불법으로 규정하고 있는 의약품 리베이트는 기껏 내부자 고발로 인하여 언론에 보도된 적은 있습니다. 그러나 보건복지부가 자체적으로 단속하여 처벌한 것은 몇 건이나 되는가요? 의·병원에서나 한의원에서, 약국에서 위법 사항을 단속한 적이라도 있는가요? 질병 치료와 거리가 먼 약을 의사나 한의사가 사용해도 왜 규제조치 하지 않는가요? 약국에서 복약 지도를 올바르게 하지 않는 일은 왜 처벌하지 않는가요? 약사가 복약 지도를 올바르게 하면 약 먹을 사람 없을까봐 단속하지 않는가요? 복약 지도는 약의 부작용을 환자에게 알려 주어야 복약 지도 아닌가요?

이 모두가 보건복지부에서 지도 단속을 해야 하지만 왜 하지 않는 것인가요? 못하는 것인가요, 안하는 것인가요? 이것은 보건복지부의 직무유기 아닌가요? 국민은 아무리 잘못된 법이라도 정부만 믿고 복종해야 합니까? 의약 분업이 된지 20년이 되었지만 제도 개선은 없습니다. '보건'이란 무엇이고 '복지'란 또 무엇입니까?

2022년 4월
'노경보차' 개발자
노경보

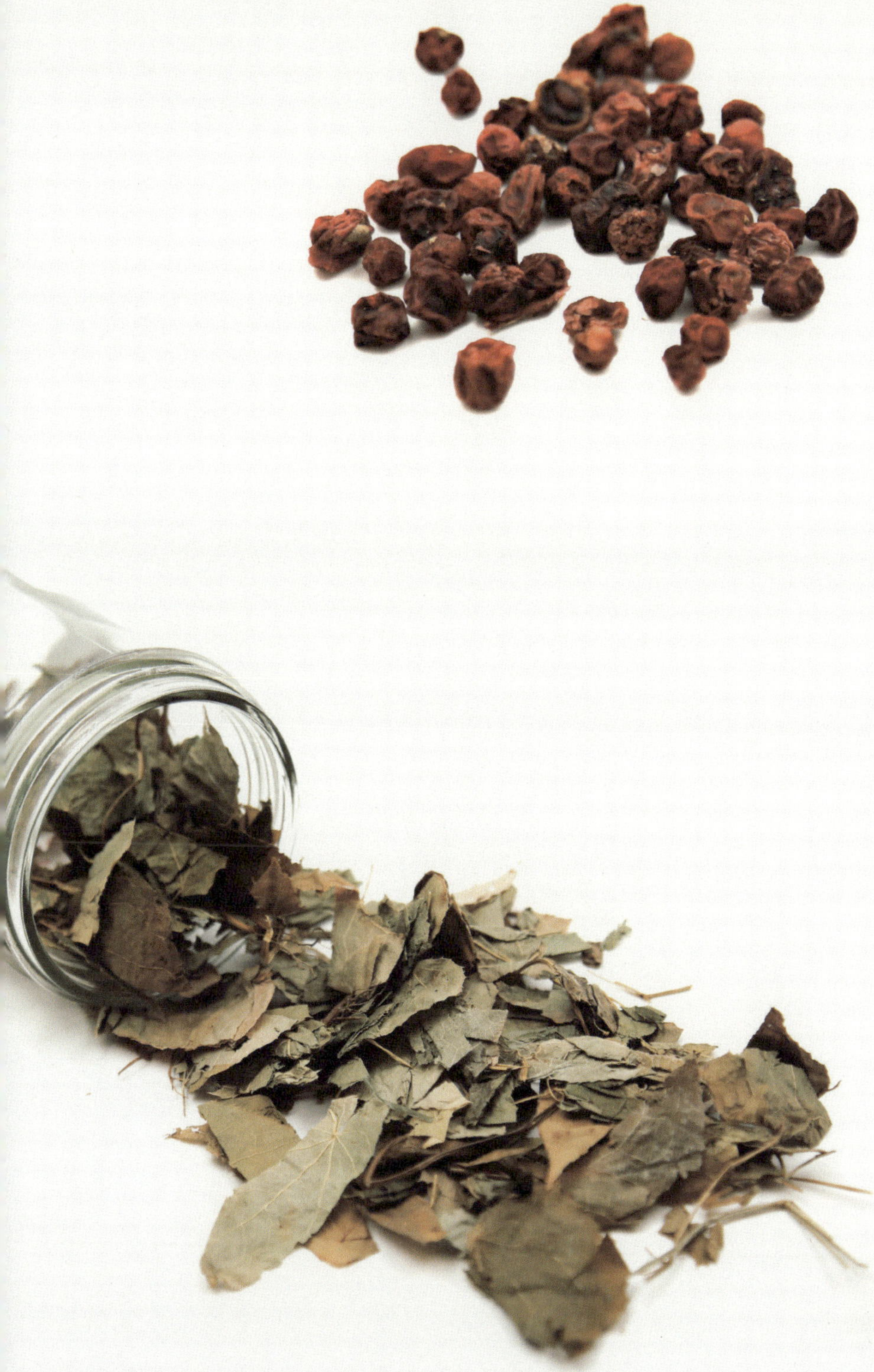

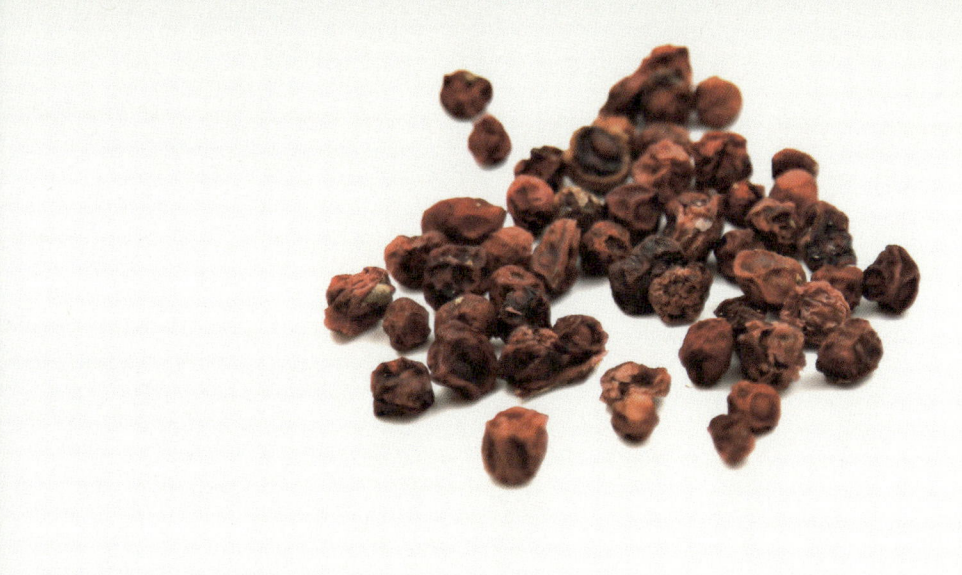

머리말

# 나는 왜 이 책을 쓰게 되었는가?

현대인은 너무 많은 위험에 노출되어 있다. 2019년 12월부터 전 세계를 불안에 몰아넣은 '코로나19' 사태는 말할 것도 없고, 그 해결을 위한 백신 개발과 접종도 상업주의에 의한 각국의 정치적인 상황까지 얽혀 정신없이 돌아가는 현실에 기가 막힐 뿐이다.

그러나 이런 일이 최근에만 있는 일이 아니며, 이미 오래전부터 구조적인 문제로 똬리를 틀고 있었던 문제였음을 우리는 알아야 한다. 이 책은 현재 우리가 안고 있는 현대의학의 문제점을 살펴보고, 현대의학으로 해결하기 어려운 여러 질환의 치유 사례와 그 근거를 소개하고, 나아가 나만의 해결책을 제시하기 위해 쓰였다.

나 같은 문제의식을 갖고 현대의학의 문제점을 지적해 온 사람은 미국, 일본, 유럽 등 자칭 의료선진국에서 예전부터 있어왔고, 세계적으로 상당한 반향을 불러일으킨 바 있다. 이 책에서 비교적 비중 있게 소개할 로버트 S. 멘델존 박사의 저서 『나는 현대의학을 믿지 않는다』와 후나세 슌스케의 저서 『약, 먹으면 안 된다』가 바로 그것이다.

멘델존 박사는 의사들이 가지고 있는 잘못된 시각, 그런 의사를 만들어 내는 대학과 병원의 내부 사정, 환자에게 처방하는 약 자체의 문제점, 거대 제약회사와 국가가 얽혀 있는 사회 구조적인 문제점 등을 밝혀서 무엇이 문제인지 설명하고 있다. 또 아픈 환자들은 어떻게 대처해야 하는지를 설명하고, 병원과 제약회사 등 사회 전반의 문제점을 비판하며 의사로서의 솔직한 심정을 고백하고 있다.

후나세 슌스케는 일본 의학계의 문제점뿐만 아니라 약의 부작용에 대해서 자세한 설명을 하고 있다. 많은 부작용이 있음에도 불구하고 약을 처방할 수밖에 없는 구조적인 문제점과, 얼마나 많은 부작용으로 환자들이 고통을 받고 있는지 사례를 들어 밝히고 있다.

굳이 두 사람의 저서 내용이나 주장을 인용하지 않더라도 우리의 주위를 돌아보면, 현재 병원의 상황은 아픈 사람들의 절박한 심정을 이해해주기는커녕 수익을 최우선으로 고려하는 것이 현실이다. 그 속에서 우리는 시원한 설명 하나 제대로 듣지 못하고 당연하다는 듯이 병원의 시스템대로 따를 것을 강요받고 있다.

매일 복용하는 약도 무슨 부작용이 있는지 정확하게 알지 못한 채 당장의 고통을 줄여보려는 방편으로 그냥 먹어야 한다. 도대체 어디서부터 잘못되었으며, 어떻게 개선해 나가야 하는지 막막하기만 하다. "때로는 병보다 더 두려워해야 할 존재가 의사다"라는 프랑스의 오래된 격언은 21세기 대한민국에서도 여전히 유효하다.

기관과 개인 사이의 정보의 비대칭성으로 인한 문제는 어느 곳에나 있는 현상이지만, 병원과 환자처럼 정보의 비대칭성이 우리의 건강이

나 생명에 직결된 일이라면 그 의미는 달라진다.

그 이유는 수술이나 약으로 한번 망가지거나 무너진 건강은 되돌리기가 쉽지 않기 때문이다. 게다가 문제가 발생한 경우에도 개인이 그런 사실을 입증하기란 거의 불가능하다.

그래서 우리는 무엇이 문제인지부터 확실히 알고, 그다음의 선택을 해나가야 한다. 그러기 위해서 이 책에서는 사회의 구조적인 문제, 병원과 의사의 문제, 약의 문제를 되짚어 보았다.

그런 문제를 해결하기 위하여 나는 새로운 대체요법을 주장하며, 현 제도의 시정을 요구하는 국회 앞 1인 시위와 보건복지부 오물투척 사건까지 일으키면서 관계 당국에 꾸준히 제도개선을 요구하였지만, 양의사와 한의사, 약사 등 기득권 세력이 포진한 보건복지부는 요지부동이었다.

견고하게 자리 잡은 현재 상황을 바꾸는 문제가 쉽지 않음을 절감하고, 약이 가진 부작용이 전혀 없는 건강식품을 직접 개발할 것을 결심한 가장 큰 이유다. 나는 여러 분야의 뜻있는 약사들의 도움으로 다양한 효능을 지닌 차(茶)를 개발하게 되었다. 그리고 '노경보차'라는 이름을 붙인 이 차를 마신 수많은 사람으로부터 현대의학이 고치지 못했던 자신의 질환이나 고통이 완치되었다는 말을 들을 수 있었다.

그분들의 생생한 후기를 이 책의 말미에 실었으니, 확인해 보실 것을 권한다. 궁금점을 가진 분들을 위해 노경보차의 개발 배경과 원재료, 효능 등도 자세히 풀어서 설명했다.

이 책은 전문적이고 의학적인 지식을 전하기 위한 것이 아니다. 새롭게 치료를 시작하거나, 변경을 권유하는 목적에서 쓰인 것도 아니다. 다만 왜 병원에 가고 약을 쓰는 데도 병이 낫지 않는지, 그 이유를 살펴보고 새로운 시도를 해 보라는 것이다. 언제까지 이 고통을 감내할 것인지 스스로에게 되물어보자.

자신의 건강은 자신의 몫이고, 자신의 책임이다. 결코 병원이나 의사, 약사가 책임져 주지 않는다. 의사를 무조건 믿고, 따른다고 해서 더 나아지는 것도, 더 보장되는 것도 없다. "의사, 한의사 선생님! 한 판 붙읍시다!"로 책 제목을 정한 이유다.

이 책을 고르고, 또 읽어준 당신에게 깊은 감사를 전한다. 완치의 사각지대에서 고통받는 비염, 기침, 천식, 피부 알레르기, 전립선 질환, 고혈압, 당뇨병, 불면증, 위 질환, 대장 질환, 통풍 환자들에게 이 책이 희망과 위로를 건넬 수 있기를 바란다. 당신의 건강과 행복을 기원한다.

2021년 8월, 울산 가지산 자락 우거(寓居)에서, 노경보

# 목차

머리말
나는 왜 이 책을 쓰게 되었는가?　　　　　　　　　　21

## Part 1
### 눈앞의 이익에 휘둘리는 현대의학

이해관계자 집단의 담합과 윤리 문제　　　　　　　　34
예방의학은 의료 시장을 넓히려는 속임수일 수도　　36
고혈압 진단 기준이 말해주는 대사증후군의 음모　　38
병원에 있으면 병이 생기는 이유　　　　　　　　　　39
도대체 환자의 권리는 어디에 있는가?　　　　　　　43
일본의 총리도 피해가지 못한 '의원병'　　　　　　　46

## Part 2
### 화학 독성을 함께 가진 약의 문제

약물이 환자를 치료한다는 환상을 좇는 의사들　　　54
자신의 병을 고치지 않는 의사들　　　　　　　　　　56
약의 위험과 부작용에 대해서는 짐짓 외면해온 관행　57
한번에 2가지 이상의 약을 먹는 일의 위험성　　　　59
자연치유력 대신 약물요법을 중요시하는 서양의학 요법　60
우리 몸의 자연 치유를 오히려 방해하는 약　　　　　63
현대의학이 탈(脫)약물을 도모해야 할 이유　　　　　67

## Part 3
## 효과보다 부작용이 더 놀라운 약의 민낯

| | |
|---|---:|
| 부작용 또한 종합적인 종합 감기약 | 70 |
| 독감 백신의 충격적인 결말 | 72 |
| 독감 항바이러스제 타미플루 의혹 | 73 |
| 일시적인 미봉책에 그치고 마는 소염진통제 | 75 |
| 오히려 두통의 원인으로 작용하는 두통약 | 78 |
| 더 빨리 부작용을 일으키는, 붙이는 진통제 | 80 |
| 스테로이드, 강력한 항염 작용을 가진 독성 물질 | 81 |
| 아토피 피부염은 약으로는 원인을 해결할 수 없어 | 82 |
| 점점 복용량을 늘려야 하는 수면제 | 83 |
| 항우울제는 자살, 폭력 행위의 원인 | 85 |
| 위장약을 먹을수록 나빠지는 위장 | 87 |
| 암 환자는 암이 아니라 항암제 때문에 죽는다 | 88 |
| 혈액 순환 장애를 일으키는 혈압강하제 | 90 |
| 억지로 콜레스테롤 수치를 낮추는 일의 위험성 | 93 |
| 당뇨약을 먹고 당뇨병을 치료한 사례가 있는가? | 95 |

## Part 4
## 약에 대한 맹신에서 벗어나는 길

| | |
|---|---:|
| 한번 더 주목해야 할 우리 몸의 자연치유력 | 102 |
| 약이 면역 시스템을 무너뜨리지 않도록 해야 | 104 |

| | |
|---|---|
| 생활습관병을 고치려면 생활 습관을 고쳐야 | 106 |
| 백색 식품 없는 올바른 식사가 무엇보다 중요해 | 109 |
| 소식(小食)은 항노화와 장수의 비결 | 110 |

## Part 5
## 노경보차가 제시하는 해결책

| | |
|---|---|
| 현대의학이 고치지 못하는 병에 대한 대안 | 116 |
| 약이 아니라 식물 섭취로 병이 낫는 사례가 있다면 | 119 |
| 기계가 아니라 생명력 넘치는 유기체로서의 몸 | 120 |
| 약과 음식은 같다는 약식동원의 진리에 주목해야 | 122 |

## Part 6
## 노경보차가 판단하는 병의 진짜 원인

| | |
|---|---|
| 비염의 원인은 대부분 장과 폐에 있다 | 128 |
| 천식과 만성 기침은 폐에 수분을 공급해 주어야 | 129 |
| 식단 조절이 필요한 아토피성 피부 질환 | 130 |
| 신장에 문제가 있을 때 나타나는 소변의 신호 | 131 |
| 전립선 질환, 방광염, 요실금 등의 진단을 받으면 | 134 |
| 위산이 적을 경우가 더 위험한 위 질환 | 135 |
| 체온 유지와 깊은 관련이 있는 대장 질환 | 136 |
| 통풍의 원인은 신장에 있는 것으로 봐야 | 137 |

## Part 7
### 한약의 부작용 및 독성에 대한 연구 사례

≪자발적 보고된 한약 약물 유해 사례 분석≫ 140
≪식치(食治)에 응용되는 독성 한약재 연구≫ 141
≪독성 한약재의 법적 규제에 관한 연구≫ 143
≪지역약물감시센터 보고 사례의 간독성 약물 부작용 연구≫ 145

## Part 8
### 노경보차를 식품(食品)으로 개발한 이유

만성질환보다 무서운 약의 독성과 부작용 150
양약은 물론 한약으로도 치료할 수 없었던 고통 153
상추, 무, 미나리, 호박 등과 같은 식용 재료만으로 개발 155
효과가 너무 빨라 의심스러우면 식약처에 신고해 주길 158
약을 반대하는 것이 아니라, 다양한 치료법을 인정하자는 것 160
노경보차를 만드는 데 쓰이는 식품 재료 161

### 노경보차 밴드 글 소개
### 노경보차를 경험한 분들의 생생한 사례 166

### 에필로그
### 노경보차에 신뢰를 보내주신 많은 분들께 감사드립니다! 215

이 책을 고르고,
또 읽어준 당신에게 깊은 감사를 전한다.
완치의 사각지대에서 고통받는 비염,
기침, 천식, 피부 알레르기, 전립선 질환, 고혈압, 당뇨병,
불면증, 위 질환, 대장 질환, 통풍 환자들에게
이 책이 희망과 위로를 건넬 수 있기를 바란다.
당신의 건강과 행복을 기원한다.

# Part 1

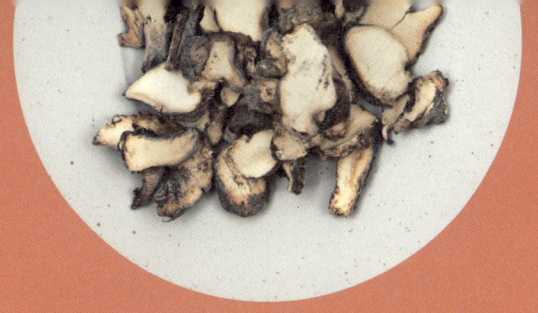

# 눈앞의 이익에 휘둘리는 현대의학

---

- 이해관계자 집단의
  담합과 윤리 문제
- 예방의학은 의료 시장을
  넓히려는 속임수일 수도
- 고혈압 진단 기준이 말해주는
  대사증후군의 음모
- 병원에 있으면 병이
  생기는 이유
- 도대체 환자의 권리는
  어디에 있는가?
- 일본의 총리도 피해가지
  못한 '의원병'

담배가 만병의 근원이자 백해무익한 존재라는 사실은 학계의 오랜 연구 결과를 통해서도, 우리 주변의 사례를 통해서도 분명히 밝혀진 사실이다.

하지만 미국의사협회(American Medical Association, AMA)가 "담배가 소화 기능 개선과 집중력 향상에 효과가 있다"고 적극적으로 담배를 홍보한 사실을 알고 있는가? 1950년대 미국의사협회는 담배 업계로부터 광고비를 지원받고 "의사들이 가장 많이 피우는 담배, 바로 카멜 담배입니다"라거나, "당신의 치과의사로서 특별한 필터가 있는 이 담배를 권장합니다"라는 신문광고를 내보냈다. 니코틴은 중독성이 없으며, 맛과 향을 더하기 위해 함유된 화학첨가물들은 안전하다는 의사들의 연구 논문들도 잇따라 나왔다.

이 같은 어처구니없는 행태는 최근에도 벌어지고 있다. 영국 왕립의사협회는 2016년에 전자담배를 활용하는 것이 금연에 도움이 된다는 취지의 보고서를 발표했다. WHO(World Health Organization, 세계보건기구)가 전자담배가 건강을 해치고, 청소년들의 흡연율을 높인다며 규제를 촉구한 직후의 일이다. 포도주, 커피 등에 대해서도 "하루 한두 잔씩 먹는 것은 건강과 장수에 좋다"라거나 "조금이라도 먹는 것은 건강에 나쁘다"라는 상반된 연구 결과가 수시로 발표되어 사람들을 혼란스럽게 하는 일도 비슷한 맥락에서 이해할 수 있다.

### 이해관계자 집단의 담합과 윤리 문제

이 일들의 배경에는 관련 이해 집단들의 거대한 이권과 이를 뒷받침해 주는 전문 연구자 집단의 비윤리성 문제가 복잡하게 뒤엉켜 있다. 과학, 특히 건강과 관련된 전문가 집단의 연구가 얼마나 신뢰할 수 있는지를 판단하기 위해서는 그 연구의 자금을 어디에서 냈는지부터 먼저 확인해 봐야 할 것이다.

『나는 현대의학을 믿지 않는다』[1]라는 책에서 저자인 로버트 S. 멘델존 박사는 이렇게 말한다. "미국 과학아카데미는 이해관계가 복잡하게 얽힌 조직이다. 식품 첨가물과 같은 중요한 문제를 결정할 토론회에 규제 대상에 해당되는 업계 대표자나 그 입김이 작용하는 사람들이 참여하는 경우가 많다. 미국에서는 돈만 있으면 자기들에게 유리한 데이터를 얼마든지 입수할 수가 있는 것이다."

멘델존 박사는 또 신약의 임상실험에 관해서 미국 FDA(Food and Drug Administration, 식품의약국)의 조사 결과 사용량과 데이터의 조작, 날조 등이 반복되어 행해지고 있다는 사실이 밝혀졌다고 지적한다. 이러한 부정행위의 배경에는 제약사에 고용된 의사들이 있다. 연구에 관련된 의사들은 서로 공생 관계에 있으므로 동료가 형식적인 실험을 통해 조작된 연구 보고를 올리면, 다른 의사들은 대체로 눈감아주고 있는 것이다.

데이터의 조작과 날조는 비단 최근에 와서 시작된 것만은 아니다. 우스갯소리로 유전학의 아버지라고 불리는 그레고리 멘델 또한 데이터 조작이 특기였다고 한다. 멘델이 끌어낸 이론은 확실하게 정확했으나, 데이터를 통계에 입각하여 계속 실험해 보니 멘델이 실험으로부터 그 이론을 끌어냈을 확률이 고작 1만분의 1 정도밖에 안 된다는 사실이 밝혀진 것이다.

---

1. 『나는 현대의학을 믿지 않는다』, 로버트 S. 멘델존 지음, 남점순 옮김, 문예출판사, 2016. 2001년 초판이 나왔으며 발행 당시 '현대의학의 거짓 신화를 밝혀내 환자와 의사 모두에게 경종을 울리는 책'으로 화제를 모았다.

의사에게 높은 직업윤리나 인간으로서의 도덕 따위는 기대할 수 없다. 대부분의 병원과 의사에게 지상의 목표는 수익 증대이기 때문이다. 잊을 만하면 터져 나오는 의사와 제약사 간의 리베이트 문제, 의료기기의 불법적인 재사용으로 인한 집단 감염 사고, 최신형 의료기기를 도입한 병원에서 관행처럼 이뤄지는 과다 검사와 중복 검사, 그리고 2020년 코로나19 사태의 와중에 이루어진 의사들의 집단 휴진 사태 등과 같은 사례는 단지 빙산의 일각일 뿐이다. "나의 환자의 건강과 생명을 첫째로 생각하겠노라"는 히포크라테스 선서는 말 그대로 선서일 뿐, 현실은 완전히 거꾸로 가고 있다.

미국 의과대학의 실태에 대해 멘델존 박사는 이렇게 말하고 있다. "의과대학에서 의사가 되는 관문을 통과할 수 있는 것은 현대의학의 독선적인 권위에 순순히 복종하는 학생뿐이다. 그들은 자기의 성공만을 원하며, 비판 정신이 결여되어 있고, 성실성이나 청렴 등과는 거리가 멀다. 엄격한 계층 사회인 의학계에서는 무엇보다도 수용하는 자세로 교육을 받고, 교수가 대답할 수 있는 질문만을 하는 학생을 필요로 하고 있다."

## 예방의학은 의료 시장을 넓히려는 속임수일 수도

2019년 말 시작된 '코로나19' 사태가 2년 가까이 지속되면서 갑자기 예방의학이 전성기를 맞은 느낌이다. 지구인 모두가 손 씻기, 마스크 쓰기, 거리 두기 등 방역 수칙에 귀를 기울이고 있다. 우리나라에서는 질병관리본부가 질병관리청으로 승격되면서 그 위상이 달라졌다.

예방의학은 치료의학에 대응되는 분야로 코로나 팬데믹(Pandemic)[2]으로 지구인의 관심을 받는 분야가 되었다. 물론 2002년의 사스(Severe Acute Respiratory Syndrome, SARS, 중증 급성 호흡기 증후군)와 2015년의 메르스(Middle East Respiratory Syndrome, MERS, 중동 호흡기 증후군) 사태 때도 예방의학이 주목을 받았다. 그렇다면 1918년 스페인 독감(Spanish flu)으로 인류가 5,000만 명 이상 사망했던 팬데믹 이후 지난 100여 년간 예방의학은 무엇을 해왔을까?

멘델존 박사는 예방의학에 대한 시각이 매우 부정적이다. 미국이나 유럽 예방의학의 역사나 최초 실행 의도에는 의료 시장을 넓히기 위한 의료·제약 업계의 순수하지 못한 음모가 있었다고 보는 것이다. 멘델존 박사는 이렇게 말하고 있다. "사람을 죽음에 몰아넣는 병의 대부분은 육체적인 문제에만 원인이 있는 것이 아니다. 정치나 경제적인 측면, 또는 지역이나 가정, 심지어 개인의 심리적인 측면에도 병의 원인이 잠복해 있다. 따라서 참된 예방의학이라면 건강 문제를 논할 때 이와 같은 원인을 검토해야 마땅하다. 그러나 의사들은 병은 어디까지나 의료의 문제라고 인식하고 치료를 받으면 고칠 수 있다고 장담한다."[3]

그렇다면 과연 그럴까? 의사들의 장담이 옳다면 이른바 만성질환, 성인병 환자들은 왜 꾸준히 병원에 다녀야 할까? 이 환자들은 왜 기약 없이 약을 먹어야 하고, 시간이 지날수록 먹어야 하는 약의 양은 왜 늘어만 갈까? 이 환자들은 왜 평생 약을 먹으며 이른바 '관리'라는 것을 받아야 할까?

---

2. 팬데믹(Pandemic)은 세계적으로 전염병이 대유행하는 상태를 의미하는 말로, 세계보건기구(WHO)의 전염병 경보 단계 6단계 중 최고 위험 등급에 해당된다.
3. 『나는 현대의학을 믿지 않는다』 로버트 S. 멘델존 지음, 남점순 옮김, 문예출판사, 2016.

우리가 매일 섭취하는 식품의 경우 의학계에서 권하는 식사 지표에는 문제가 있다. 예를 들면 우유를 비롯한 유제품을 충분히 섭취하라는 권고와 같은 것이 그것이다. 이 말은 백인 이외의 다른 인종에게는 해당되지 않는다. 한국인의 경우 우유를 소화하는데 필요한 소화 효소인 락타아제가 충분히 분비되지 않기 때문에 유당에 대한 내성을 갖지 못하는 사람이 대부분이다. 실제로 유당에 대한 내성이 없는 비율은 미국 백인의 경우 8%지만 한국인은 84.7%에 달한다.

영양상의 균형을 이유로 수백, 수천 년 동안 전해 내려온 친숙한 식생활 쪽이 폄하되는 듯한 분위기도 문제다. 전통적인 식생활에서 오히려 영양상의 균형을 얻기가 쉽다. 단백질, 지방, 탄수화물, 비타민 등 현대인이 가지고 있는 영양에 대한 사고방식은 종종 여러 식품 제조 회사의 이익 창출을 고려하여 만들어진 조작된 정보로 가득 차 있다.

## 고혈압 진단 기준이 말해주는 대사증후군의 음모

심장 질환, 당뇨병, 뇌졸중을 비롯하여 건강 문제의 위험성을 증가시키는 5가지 위험요소들(고혈압, 고혈당, 고중성지방혈증, 낮은 고밀도콜레스테롤, 복부 비만) 중 3가지 이상을 한 개인이 가지고 있는 것을 대사증후군(metabolic syndrome)이라고 한다. 일본의 의료비평가 후나세 슌스케는 그의 저서 『약, 먹으면 안 된다』[4]에서 대사증후군의 진단

---

4. 『약, 먹으면 안된다』 후나세 슌스케 지음, 강봉수 옮김, 중앙생활사, 2018. 부제는 '우리가 몰랐던 약에 관한 진실'이다. SBS스페셜의 '화제의 책'에 소개되면서 일반 독자에게도 널리 알려졌다.

기준은 한마디로 엉터리라고 주장한다. 이들 질병을 판정하는 기준이 임의적이어서 그리 신뢰할 수 있는 것이 아니라는 이야기다.

대표적인 예로 고혈압의 경우 일본에서는 1945년부터 최대혈압 180mmHg 이상이 '고혈압 환자'를 판정하는 진단 기준이었다. 하지만 대사증후군 검진 제도가 시작된 2008년에는 그 기준이 130mmHg로 내려갔다. 즉 이와 같이 기준을 낮춤으로써 건강한 사람까지도 고혈압 환자로 분류한 것이다. 그 결과는 여러분이 생각하는 바로 그것이다. 최대혈압 150mmHg인 사람의 경우 예전에는 정상인이었지만, 지금은 고혈압 환자다.

당연히 고혈압 환자 수가 급격히 늘어나고 의사는 치료라는 명목으로 강압제(혈압강하제)를 처방한다. 이에 따라 강압제의 판매는 급증하고, 의사도 병원도 제약사도 막대한 이익을 얻을 수 있다. 그야말로 '대사증후군의 음모'라 할 수 있다. 후나세 슌스케는 그의 책에서 체중, 콜레스테롤, 혈당 등 대사증후군 대책을 구실로 건강한 사람을 환자로 만드는 악랄한 속임수가 대사증후군 진단 기준 변경에 숨겨져 있다고 지적하고 있다.

## 병원에 있으면 병이 생기는 이유

누구든지 아프면 건강을 회복하기 위해 병원에 간다. 진료를 하고, 시키는 대로 각종 검사를 하고, 치료약 처방을 받으며, 어떤 경우에는 신체 일부를 잘라내는 수술을 하기도 한다. 신문과 방송, 인터넷 등에는 의학 정보와 전문병원을 소개하는 정보들이 흘러넘친다. 최근에는 지하철과 버스 광고판까지 병원들이 점령하기에 이르렀다.

그렇다고 10년 전, 30년 전보다 2021년 현재를 살아가는 사람들이 더 건강해졌을까? 이런 질문에는 부정적인 답을 내놓을 수밖에 없다. 심지어는 병원에서 병을 더 얻어 왔다는 사람들까지 있다. 이것은 무엇을 의미하는가? 로버트 S. 멘델존 박사는 "병원이라는 곳은 현대의학이라는 종교에 있어서 교회이며, 이 세상에서 가장 위험한 장소 중의 하나"[5]라고 강조하면서, 역설적으로 되도록 거기에 발을 들여놓지 않는 편이 건강을 위하는 길이라고 말한다.

병원에는 상상도 할 수 없을 만큼 많은 세균이 있다. 병원은 당연히 청결해야 할 장소이지만 실제로는 그렇지 못하다. 청소부는 언제나 부족하고 그들의 업무량은 감당하기 힘들 정도로 과도하다. 그러다 보니 눈에 띄는 장소만 적당히 청소가 되며 구석이나 안쪽에는 먼지나 티끌이 잔뜩 쌓여 있기 일쑤다.

더구나 병원에 쌓여 있는 먼지나 티끌은 보통의 가정이나 사무실에서 볼 수 있는 것과 다르다. 일반 생활폐기물이, 수술 후 적출된 태반이나 장기, 주사기, 붕대, 거즈 등의 의료 폐기물과 함께 하나의 건물에서 대량으로 쏟아져 나온다. 환자의 담, 타액 등이 묻어 있는 것도 많다. 어느 병원이나 상황은 비슷하다. 게다가 이러한 폐기물에 붙은 먼지나 세균을 중앙집중식 에어컨이 병원 구석구석으로 흩뿌려 놓고 있다. 이 때문에 병원에서는 내성균이 발생한다. 항생제의 과잉 투여로 인한 내성균이 번식하는 데 있어 병원처럼 좋은 환경은 아마 없을 것이다.

---

5. 『나는 현대의학을 믿지 않는다』 로버트 S. 멘델존 지음, 남점순 옮김, 문예출판사, 2016.

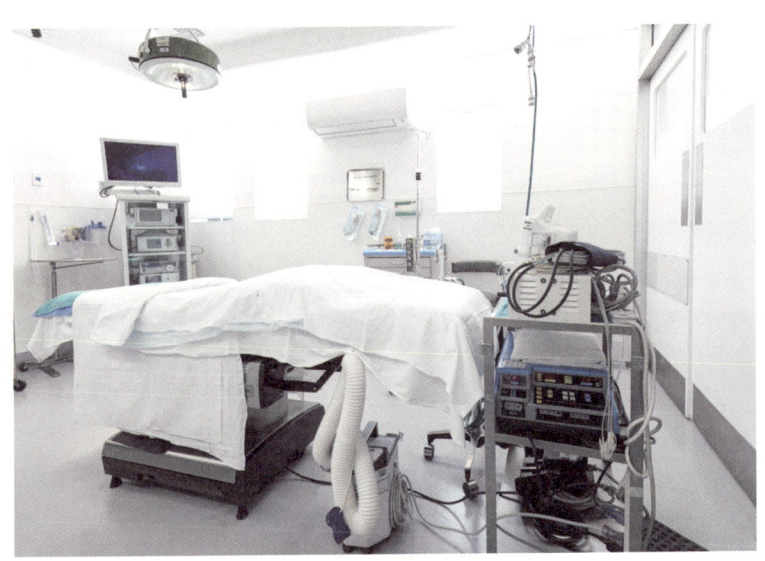

의사의 복장, 의료 장비, 인테리어, 벽 등 온통 흰색인 병원 공간은 매우 위생적인 것처럼 보인다. 하지만 색이 하얗다고 해서 꼭 청결한 것만은 아니다.

또 간호사 등 병원에 근무하는 사람들은 '걸어 다니는 세균 배양 그릇'이라고 불러 마땅한 존재들이다. 매일 세균과 접하고 있는 그들 자신에게는 피해가 없으나 환자는 피해를 입는다. 청소부나 간호사보다 더욱 강한 감염원은 의사들이다. 마스크는 10분만 사용하면 오염되어 세균을 제거하기는커녕 세균을 끌어 모으는 역할을 하며 의료 장갑은 언제 봐도 더럽다.

크리스토퍼 콜럼버스가 1492년 아메리카에 도착한 후 아메리카 원주민의 수는 중앙아메리카와 남아메리카에서 불과 100년 사이에 5,000만 명에서 500만 명으로 급감했다. 이는 콜럼버스의 뒤를 이어 대서양을 건너온 스페인 침략자들이 아메리카로 들여온 각종 병원균 때문이라는 것이 정설이다. 당시 유럽인들은 가축을 키우면서 천연두, 홍역 등 치명적인 질병들에 대한 면역을 갖고 있었다. 그러나 면역이 없었던 원주민들은 속수무책으로 감염돼 목숨을 잃을 수밖에 없었다는 것이다. 168명에 불과했던 스페인 군대가 잉카 제국을 무너뜨린 것은 보이지 않는 병원균이 혁혁한 전공을 세웠기 때문이다.

여기에서 유럽인을 의사와 간호사, 원주민을 환자로 대치해서 보는 것은 지나친 일만은 아닐 것이다. 벽과 침구와 커튼이 온통 흰색인 병동에서 흰색 옷을 입은 의사와 간호사가 흰색 붕대와 솜을 가지고 환자들을 돌본다. 하지만 색이 하얗다고 해서 청결하다고 착각해서는 안 된다.

병원 내 감염은 20명당 한 명꼴로 발생하고 있으며, 원인의 절반은 소변 배뇨관이나 정맥 주사 장치 등 오염된 의료 기구에 의한 것이다. 병원에서 환자가 어떠한 위험에 노출되어 있는지는 환자의 증상에 따라서 다른데, 수술 후에는 세균에 대한 저항력이 떨어지기 때문이다. 로버트 S. 멘델존 박사는 전염병이 병원 내에 순식간에 퍼져 직원도 환자도 모두 피난하지 않으면 안 되었던 예를 여러 차례 보았다고 한다.

특히 병원 내 감염에서 희생자가 가장 많은 곳은 신생아 보육실이다. 신생아는 세균에 대한 면역력을 갖고 있지 않은 데다 면역성을 주는 모유로 길러지지 않기 때문에 좀더 희생자가 되기 쉽다. 우리나라에서도 병원 신생아실이나 산후조리원에서 신생아들이 RSV(Respiratory Syncytial Virus ; 호흡기세포융합바이러스)에 감염돼 목숨을 잃는 사례가 심심찮게 발생하고 있다.

## 도대체 환자의 권리는 어디에 있는가?

환자는 병원에 발을 들여놓는 순간부터 나오는 순간까지 살아 있는 시체가 된 듯한 기분에 빠져든다. 본인이 의식하지 않아도 치료 대상으로 전락해 버린 자신의 처지를 되새기며, 자연스럽게 재생 의지가 꺾이고, 희망을 잃어버리며, 병원에 있는 동안에 심신이 함께 쇠약해져 간다.

이러한 상태가 되면, 환자는 자신의 건강관리를 자신이 행하겠다는 용기를 잃어버리고 만다. 병원은 환자에게 고립감, 소외감, 상실감, 우울감을 맛보게 하여 결국에는 병원이 원하는 대로 온갖 요구에 따르게 한다. 환자가 입원해서 받는 대우는 인간의 존엄을 완전히 무시한 처사들이다. 환자는 우선 옷을 벗고 병원의 환자복으로 갈아입어야 하며, 각종 검사에 어찌해볼 방도도 없이 일방적으로 끌려다녀야 하는 처지가 된다.

대부분의 시간을 침대 위에 누워 있어야만 하며, 돌아다니지도 못할 뿐만 아니라 병원에서 공급하는 식사를 해야만 된다. 게다가 알지도 못하는 사람들과 한방에 머무르지 않으면 안 되는데, 그 사람들은 전부 환자들이다. 이렇게 환자가 치욕을 감수하고 인격을 무시당하면서 치료를 받아야 하는지 의문이며, 그런 시스템이 환자 건강 회복에 어떻게 도움이 되는지 모르겠다고 멘델존 박사는 말한다.

수술의 필요성에 대해서도 병원이 꼭 필요하다고 말하면 환자는 거기에 따를 뿐이다. 부작용에 대해서도 설명해 주고 서명을 하라고 하지만, 그것은 나중에 의료사고 등으로 문제가 생겼을 경우 병원과 의사 측에 면죄부를 안겨주는 역할에 그친다. 미국 일리노이주립대학의 워렌 콜 박사는 암 수술을 시행한 후, 환자의 말초신경 부분의 혈액을 검사하여 수술이 직접적 원인으로 작용해 암세포가 완전히 전신으로 퍼졌다는 사실을 입증했다. 수술을 지나치게 시행해서 안 되는 이유는 그것이 환자에게 고통을 안겨주며 생명을 위협할 뿐만 아니라, 쓸데없이 의료비를 지출하게 만들기 때문이다.

그러나 병원에서는 이런 점은 전혀 고려하지 않는다. 수술은 환자의 증상을 개선하고 병을 치료한다는 지극히 건전한 목적에 입각해서 행해져야 한다. 그러나 실제로는 의과대학생에게 중요하고 필요한 교재로서 인체를 사용한 여러 가지 실험을 할 수 있다는 숨겨진 목적이 있다고 멘델존 박사는 그의 책에서 말한다.

현대의학은 누운 채로 꼼짝 못 하는 노인들을 만들어 낸다. '연명(延命) 치료'(생명을 연장하는 치료)라기보다는 '연병(延病) 치료'(병을 연장시키는 치료)라고 불러야 마땅할 처치에 의해, 사람의 생명이 아니라 사람의 죽음을 연장한다. 그리고 종국에는 죽음을 더욱 괴로운 것으로 만든다.

산모와 태어나는 아이들을 관리하는 분야를 점령한 병원은 죽음을 앞둔 사람을 관리하는 분야도 점령하여 인간 생애의 전부를 커버하는 시장을 만들고자 했다. 그러다 보니 병마와의 전투인 치료 과정에서, 더 큰 부상을 입은 환자를 모두 처리할 수 없어 죽음의 수용소를 건설할 필요성을 느꼈다.

호스피스(Hospice)[6]란 바로 이러한 이유로 만들어진 곳이다. 의료업계는 현실을 은폐하기 위해, 뭔가 듣기 좋고 고상한 느낌을 주는 호스피스라는 말로 이 죽음의 수용소를 표현했다. 호스피스는 '흔쾌히 받아들이는 곳'이라는 의미를 가지고 있다. 이로써 현대의학의 주요 상품 목록은 이제 죽음 그 자체로 진화하기에 이르렀다. 따라서 먼저 환자들로 하여금 죽음이 다가오고 있음을 받아들이도록 해야 한다. 인간은 살아가려는 본능이 약해지면 비인간적이고 위험한 처치도 감수하고 받아들인다. 약물을 장기 투여 받은 말기 환자는 '폐용증후군'이라고 부르는 반죽음 상태로 지내는 것을 받아들이고, 죽음의 장사꾼이 하는 상담을 흔쾌히 받아들인다.

현대의학에서 사람의 죽음은 성장 산업이 되었다. 현대인은 이 중대한 사실로부터 시선을 돌리면 안 된다. 그러니 병원이 문을 닫고, 의사가 일을 그만두면 세상이 평온해진다고 로버트 S. 멘델존 박사는 정색하면서 주장하는 것이다. 멘델존 박사는 의사가 의료 행위의 90%를 중지하고 구급 의료에만 힘쓰면, 사람들의 건강 상태는 틀림없이 개선될 것이라고 말한다.

---

6. 호스피스는 원래 종교 및 사회단체에서 운영하는 빈민, 행려병자 등을 위한 수용소를 뜻한다. 그런데 현대의학계에서는 말기 암 환자 등 죽음에 임박한 환자들을 간호하는 의료 시설을 가리키는 용어로 쓰인다.

## 일본의 총리도 피해 가지 못한 '의원병'

의원병은 의사의 의료 과오나 과잉 치료, 또는 병을 치료하기 위해 사용한 약 등이 원인이 되어 생기는 질병과 장애를 통틀어 이르는 말이다. 종두 후 뇌염[7], 페니실린 쇼크, 약물 중독에 의한 간 기능 장애 등이 있다.

그런데 일본에서 환자 수가 급격히 늘어난 궤양성 대장염 또한 의원병에 해당한다는 주장이 나오고 있다. 궤양성 대장염은 대장의 안쪽 점막에 염증이나 궤양이 생기는 만성질환으로 혈변(血便), 복통, 설사, 발열 따위의 증상이 나타난다. 세계적인 면역학자인 일본 니가타의과대학원의 아보 도오루 교수는 궤양성 대장염의 일련의 증상은 모든 조직을 복원하는 과정에서 생기는 치유 반응이라고 설명한다. 복통이나 설사는 혈변이 치유되면서 차츰 진정되어 사라진다. 결국은 먹지 않고 움직이지 않으면 자연스레 병은 낫는다.

그러나 현대의학은 이러한 증상을 나쁘다고 단정하여 설사나 복통을 억제할 목적으로 소염진통제를 환자에게 투여하고, 염증을 억제한다는 명분으로 스테로이드제까지 사용한다. 엄청난 부작용을 초래하는 2가지 약을 대량 투여함으로써 교감신경을 긴장시켜서 결과적으로 자연 치유를 방해하게 되는 것이다.

일본의 후생노동성은 궤양성 대장염을 굳이 난치병이라는 특정 질환으로 지정하여 소염진통제와 스테로이드제의 투여를 지도했다. 이

---

7. 백신을 맞은 후에 그 바이러스가 뇌에 침입함으로써 발생하는 뇌염을 말한다.

는 국회의원, 관료, 제약 자본이 합동으로 만든 실로 교묘한 음모라고 아보 도오루 교수는 주장한다. 2020년 6월 전격 사임한 아베 신조 일본 전 총리도 사임 이유가 궤양성 대장염 때문이라는 보도를 보면, 아베 총리의 병 또한 소염진통제나 스테로이드제 처방이 만연하여 생긴 의원병일 가능성도 배제할 수 없다.

마찬가지로 폭발적으로 늘고 있는 크론병도 궤양성 대장염과 완전히 같은 음모를 바탕으로 인위적으로 증가한 의원병이라고 말하는 이들이 있다. 크론병은 소화관에서 발생하는 염증성 장 질환으로 복통, 발열, 설사, 체중 감소 등의 일반적인 증상과 함께 창자 막힘 증상, 누공 등의 증상이 나타난다.

코로나19와 관련한 일본 총리 아베의 행보,
〈뉴욕타임스〉 "아베, 개발업체 회장과 가까운 사이"

아베 신조(Shinzo Abe) 일본 총리가 심각한 부작용 가능성을 알면서도 자국에서 개발된 '아비간'을 코로나19(신종 코로나 바이러스 감염증) 치료제로 밀어붙이고 있다고 미국의 일간지 〈뉴욕타임스〉가 2020년 5월 5일 보도했다. 아비간은 일본 후지필름의 자회사 도야마화학이 신종인플루엔자 치료제로 개발한 항바이러스제다. 코로나19 치료에 효과가 있다는 명확한 근거가 없는 데다 기형아를 낳을 수 있다는 부작용을 안고 있다는 게 전문가들의 판단이다.

아베 총리 자신도 지난 5월 4일 기자회견에서 "아비간이 입덧 방지약인 '탈리도마이드'와 같은 부작용을 갖고 있다"고 밝혔다. 탈리도마이드는 1950~1960년대 기형아 출산 부작용으로 판매가 금지된 약물로, '최악의 의약품 이상 반응 사례'로 꼽힌다. 아비간은 에볼라와 같은 치명적인 바이러스의 재생산을 방해한다는 점에서 잠재적 가치가 있지만, 이는 동물 실험에서만 입증됐을 뿐 인간이 앓고 있는 질병을 치료할 수 있다는 결과는 제한적이라고 〈뉴욕타임스〉는 지적했다. 일본 오사카 린쿠종합의료센터의 감염병 전문가 마사야 야마모토는 "내가 말하고 싶은 것은 아비간이 효과가 없다는 게 아니라 이 약이 효과가 있다는 증거가 여전히 없다는 것"이라고 지적했다.

이런 배경 속에서도 아베 총리는 기자회견뿐만 아니라 도널드 트럼프 미국 대통령 등 주요 7개국(G7) 정상들과 회의에서도 코로나19 치료제로 아비간 사용을 적극적으로 권장하고 있다. 아베 총리는 아비간 재고를 3배로 늘리라며 1억3,000만 달러(약 1,500억 원)에 가까운 예산을 배정했으며, 일부 국가에는 아비간을 무료로 제공하며 공격적으로 마케팅에 열을 올리고 있다.

아베 총리의 홍보에 힘입어 지금까지 일본에서는 1,100개 병원이 코로나19 환자 2,200여명에게 아비간을 처방했으며 1,000명 이상이 아비간을 투약하겠다며 대기 명단에 이름을 올려놓았다. 코로나19 치료제로 아비간을 사용하는 병원들은 기형아 출산이라는 부작용이 큰 문제가 되지 않는 고령층에 아비간을 투약함으로써 얻을 수 있는 잠재적 이득이 위험성보다 크다고 주장하고 있다.

〈뉴욕타임스〉는 아베 총리가 아비간을 이토록 적극적으로 권장하는 속내는 알 수 없다면서도 고모리 시게타카 후지필름 회장과 자주 골프를 치고 식사를 하는 등 가까운 사이라는 점에 주목했다. 후지필름은 지난 2월 중순 일본 정부가 코로나19 국제적 대응을 논의하기 위해 개최한 태스크포스 회의에 초대받은 유일한 민간 기업이었고, 이 자리에서 아비간의 효과 등을 소개하는 발표를 했다. 이후 아베 총리는 2월 29일 도쿄 관저에서 개최한 기자회견에서 일본이 코로나19 치료제로 3가지 약품을 실험하고 있다고 소개하며 그중 아비간의 이름만 콕 집어서 언급했다.

스가 요시히데 관방장관(현 일본 총리)은 아비간에 대한 아베 총리의 평가와 고모리 회장과의 관계는 "전혀 연관이 없다"고 밝혔고, 후지필름 측 대변인도 정부 측의 "어떤 호의도 없었다"고 선을 그었다. 아비간을 향한 아베 총리의 '애정'은 트럼프 대통령이 말라리아 치료제 클로로퀸 계열의 하이드록시클로로퀸을 코로나19 치료제로 극찬하지만, 전문가들은 반대하는 장면을 떠올리게 한다고 〈뉴욕타임스〉는 전했다.

그러면서 "정치 지도자들이 생명을 살릴 수 있는 알맞은 치료제를 지지한다면 자신의 정치적 자산을 강화하고, 국제적인 명성을 얻고, 기업에 엄청난 이익을 안길 수 있겠지만 잘못된 약을 홍보한다면 재앙이 될 수 있다"고 지적했다.

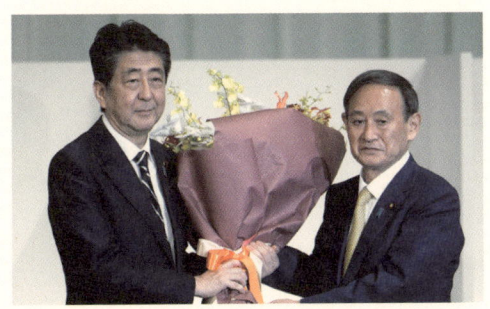

퇴임을 앞둔 아베 신조 일본 총리가 2020년 9월 후임 총리인 스가 요시히데 관방장관으로부터 감사 꽃다발을 받고 있다.

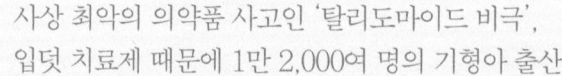

사상 최악의 의약품 사고인 '탈리도마이드 비극',
입덧 치료제 때문에 1만 2,000여 명의 기형아 출산

독일의 제약사 그루넨탈은 1957년 한 가지 약을 개발했다. 임신 초기의 입덧에 효과가 있는 '탈리도마이드(Thalidomide)'라는 수면제였다. 동물 실험에서 어떤 독성도 나타나지 않아 제약사는 이 약을 부작용이 거의 없는 '기적의 약'이라고 홍보했다.

당연히 의사의 처방 없이 약국에서 아무나 구입할 수 있었고, 약의 인기는 폭발적이었다. 탈리도마이드는 1961년까지 전 세계로 수출돼 유럽, 호주, 일본 등지에서 아스피린만큼 판매됐다. 특히 입덧을 완화하는 데 효과가 있어 많은 임신부들이 사용하였으나, 이 약을 복용한 산모에게서 팔다리가 없거나 짧은 신생아들이 태어났고 그 원인이 이 약 때문임이 밝혀졌다.

첫 번째 피해자는 그루넨탈 직원의 딸이었다. 그녀는 귀가 없는 상태로 태어났다. 현대 의학 역사상 최악의 사건 중 하나가 시작된 것이다. 이후 유럽에서만 8,000명, 전 세계 48개국에서 1만 2,000여 명 이상의 기형아가 태어났다. 죽어서 태어난 아기(사산아)는 통계에 잡히지조차 않았다. 팔다리가 없는 모양이 바다표범을 닮았다고 해서 이들에게는 '해표지증'(해표상지증, phocomelia)이라는 병명이 붙었다. 또 해표지증 외에도 선천성 심장질환, 내이와 외이 기형 및 시력 이상 등의 부작용이 발생하는 것으로 보고되었다. 이 아이들은 신체적 기형뿐만 아니라 생존율도 낮았고, 그나마 살아남아 성인이 된 아이들도 한평생 후유증을 안고 살아야 했다.

1961년 의학학술지 란셋에 탈리도마이드 복용과 기형아 출산과의 관련성에 대해 논문이 발표되고 기형아 출산이 잇따르자 그 해 독일에서는 탈리도마이드 판매가 중단됐다. 그리고 1962년 일본에서 판매가 금지되기까지 거의 5년간 사용되었다.

탈리도마이드 사건은 약물 독성 시험에 있어 중요한 전환점 역할을 했다. 탈리도마이드는 생쥐를 대상으로 한 독성 실험 결과로만 보면 대단히 안전해 보였다. 또 당시에는 신약 판매 전에 인체 실험이 의무적인 것이 아니었다. 탈리도마이드 사건은 동물 실험을 통하여 약의 부작용이 작다는 것이 확인되더라도 인간에게서는 전혀 다른 결과가 나타날 수 있다는 것을 보여준다.

탈리도마이드 비극은 한 명의 영웅을 남겼다. 1960년 미국식품의약국(U.S. Food and Drug Administration, FDA)에서 탈리도마이드 판매 허가를 심사하던 프랜시스 켈시 박사는 서류 미비, 자체 실험자료 미비, 태아에게 미치는 영향 검토의 불충분 등을 발견하고 6번에 달하는 허가 요구를 모두 거부했다. 미국에서는 제약사와 식품의약국 고위 관리들의 압력에도 불구하고 끝까지 판매를 허락하지 않은 켈시 덕분에 17명의 기형아가 출산되는 것으로 끝났다. 피해자들은 제약사가 허가용으로 미국 의사들에게 제공한 샘플을 복용한 산모들이었다. 켈시는 이 공로로 존 F. 케네디 대통령으로부터 훈장을 받고, 미국 태아들을 지킨 영웅이 됐다.

그리고 미국 의회는 1962년 식품의약국의 권한을 강화하는 새로운 법률을 만들었다. 신약에 대해서는 인체 안전성을 확인하는 임상 시험이 필수가 됐으며, 자료 심사 기한도 기존의 3배인 6개월로 늘어났다. 이미 시판 중인 의약품들도 모두 재검토를 거쳐 당시 사용되던 약의 무려 40%에 달하는 600여 종류의 약이 판매 금지 조치를 받았다.

독일의 제약사 그루넨탈은 탈리도마이드 시판이 당시 법적으로는 하자가 없었음을 강조하며 사건에 대한 책임을 인정하지 않았다. 법적으로 유죄 판결을 받은 사람도 없었다. 탈리도마이드가 전 세계에서 판매가 금지된 이후 무려 50년이 지난 2012년에서야 그루넨탈은 이 사건에 대해 '유감'을 표시했다.

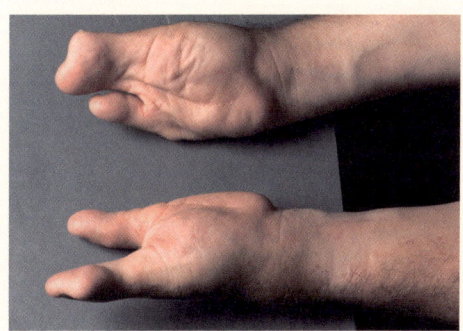

탈리도마이드로 인한 기형 손.

# Part 2

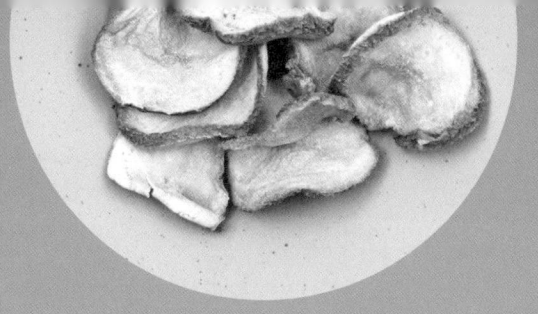

# 화학 독성을 함께 가진 약의 문제

---

- 약물이 환자를 치료한다는
  환상을 좇는 의사들
- 자신의 병을
  고치지 않는 의사들
- 약의 위험과 부작용에 대해서는
  짐짓 외면해온 관행
- 한번에 2가지 이상의
  약을 먹는 일의 위험성
- 자연치유력 대신 약물요법을
  중요시하는 서양의학 요법
- 우리 몸의 자연 치유를
  오히려 방해하는 약
- 현대의학이 탈(脫)약물을
  도모해야 할 이유

약(藥)이라는 글자는 초두머리(艸)와 즐거울 락(樂) 자를 합친 것이다. 곧 여러 가지 풀이나 나무의 힘을 빌려서 사람의 불편한 몸을 즐겁게 만드는 것을 말한다. 그러나 이는 한의학에 해당되는 말일뿐, 오늘날 시판되는 대부분의 약은 화학적인 방법에 의해 특정 성분만을 추출하는 방식으로 만들어진다.

문제는 이처럼 화학적으로 새롭게 만들어진 물질은 원래 의도했던 단 하나의 영향만을 미치는 데 그치지 않는다는 것이다. 이러한 화학 물질은 우리 몸을 치료하는 효과와 함께 우리 몸을 해치는 독성(毒性) 또한 함께 가지고 있을 가능성이 매우 높다. 로버트 S. 멘델존 박사는 그의 책[8]에서 세계 유수의 제약사 '이라이 리리'의 창업자가 "독성이 없는 약은 이미 약이 아니다"라고 고백했다고 언급한다. 특히 약 부작용의 제1발견자가 되고 싶지 않으면 급박한 상황이 아닌 한, 임신부는 절대로 약을 입에 대서는 안 된다고 강조하고 있다.

## 약물이 환자를 치료한다는 환상을 좇는 의사들

의사가 약물로 환자의 치료가 가능하다는 환상을 계속 좇는 것은 한마디로 고액의 보수로 연결된 제약사와의 유착 때문이라고 로버트 S. 멘델존 박사는 주장한다. 현대의학의 부패한 윤리 규범에 의해 만들어진 철칙인 "나는 '환자'가 아니라 '치료'를 첫째로 생각하겠노라"는 이 새

---

8. 『나는 현대의학을 믿지 않는다』 로버트 S. 멘델존 지음, 남점순 옮김, 문예출판사, 2016.

로운 철칙에는 약물 요법이든 뭐든 간에 의사가 치료를 행하지 않으면 환자가 해를 입는다는 기묘한 논리가 숨어 있다.

그사이에 행했던 의료 행위가 효과가 있는지 없는지는 문제가 되지 않는다. 환자에게 해를 끼칠지 끼치지 않을지는 상관이 없는 것이다. 환자가 고통을 호소하면 의사는 이렇게 말한다. "치료 과정이니 마음 굳세게 먹고 병과 잘 싸우세요." 의사가 이런 말을 하는 것은 환자에게 어떠한 약물을 투여하고 그 경과를 지켜보고 있기 때문이다.

많은 의사들이 행하고 있는 것은 병의 원인을 제거하는 근본적인 치료법이 아니라, 그 증상만을 억누르는 대증요법(對症療法, symptomatic therapy)에 지나지 않기 때문이다. 대표적인 예가 고혈압 치료와 당뇨병 치료다. 환자들은 평생 약을 먹어야 한다는 말을 의심 없이 믿으며, 날이 갈수록 조금씩 늘어나는 약을 시간에 맞춰 먹느라고 바쁘다.

그렇다고 해서 고혈압과 당뇨병이 나았다는 말을 들은 적이 있는가? 병의 원인은 그대로 둔 채, 일시적으로 혈압과 당 수치를 낮추는 것이 무슨 의미가 있을까? 오히려 그 약으로 인해 다른 병까지 생기는 것이 현실이다.

멘델존 박사에 따르면 미국의 의사들은 식생활의 중요성을 처음부터 무시한다. 이것에 관심을 기울이는 의사는 이상한 사람이나 돌팔이 의사로 매도되고 만다. 동양의학에서는 음식이 인체에 미치는 영향을 생각하여 일찍부터 그 지혜를 의료 활동에 활용해 왔다. 신체의 대사 작용을 생각하면 먹는 음식은 입으로부터 나오는 언어와 같은 정도로 중요한 것이다. 음식이 그 사람의 성격을 좌우하는 일조차 있다.

그러나 미국 의학계에서 이런 주장을 하는 의사는 이단자 또는 이상한 사람이라는 눈총을 받게 된다. 현대의학에서 성스러운 힘을 가진 '음식'은 입(경구)이나 주사기(피하)로 몸 안에 들어간 뒤, 혈액에 실려 전신으로 순환하는 화학물질밖에 없는 것이다.

### 자신의 병을
### 고치지 않는 의사들

의사에게 몸을 맡기는 일이 얼마나 위험한지는 치료법 그 자체에만 있다고 할 수는 없다. 로버트 S. 멘델존 박사의 『나는 현대의학을 믿지 않는다』에 따르면 "의사의 약 3분의 1이 정신과 의사에게 진찰받지 않으면 안 될 정도의 중증 정신장애로 고통받고 있다"[9]고 한다.

제약사 영업사원이 의사에게 접근하는 방법은 실로 다양하다. 식사나 술 접대는 기본이고 각종 협회의 회의나 세미나에 참가할 수 있도록 편의를 봐주며, 연구보조금을 지급해주기도 한다. 또 의학계 내부의 권력 다툼은 가장 원시적인 형태의 잔인한 힘겨루기 양상을 보인다. 정치계에서는 타협하면 정치적 생명을 보존할 수 있으나 의학계에서는 그것이 허용되지 않는다. 그래서 먼저 공격해야만 살 수 있고 양보라는 개념이 없다. 권위주의적인 의학계에서는 오직 승리한 사람만이 권력의 정점을 향해 계단을 뛰어오른다.

원천적으로 의사들의 몸과 정신 건강이 보통 사람보다 나쁠 수밖에 없는 구조인 것이다. 과거의 사례를 보면 개혁을 시도한 의사는 항상 의학계로부터 추방되었다. 의사들이 좀처럼 양보하려 하지 않는 것은 밀리면 도태된다는 두려움을 갖고 있기 때문이다.

의사들은 또 일종의 선민의식에 사로잡혀 같은 업종의 사람 외에는 사귀려 하지 않는다. 따라서 그들은 다른 세계를 알 기회가 한정되어 있으며, 타인에게 자신을 이해시킬 필요가 거의 없다. 의사의 이러한

---

9. 『나는 현대의학을 믿지 않는다』 로버트 S. 멘델존 지음, 남점순 옮김, 문예출판사, 2016.

독선적 성향은 시간이 갈수록 점점 높아져 가기 때문에 의사들이 흔히 정치나 경제적인 면에서 보수적으로 되는 것은 어떻게 보면 당연한 일이라고 멘델존 박사는 말한다.

그리고 의사들은 자신의 실패에 대해 책임지지도 않는다. 산모가 출산을 위해 병원에 입원한 경우를 생각해 보자. 태아 감시 장치가 이상을 나타내면 의사는 '생사가 걸린 상황'이라며 제왕 절개 수술을 적극 권유한다. 그러나 정말로 위험한 것은 바로 그 순간이다. 제왕 절개 수술을 시행한 결과 산모와 태아가 모두 살면 의사 자신은 영웅이 되고, 둘 중 한쪽 혹은 양쪽이 생명을 잃으면 그것은 '생사가 걸린 불가피한 상황'으로 둔갑하기 때문이다.

의사는 절대로 책임을 지지 않는다. 책임을 지는 쪽은 언제나 환자이기 때문에 의사는 실패를 관속에 묻는다는 말은 여전히 유효하다.

## 약의 위험과 부작용에 대해서는 짐짓 외면해온 관행

이제는 가정용 상비약이 되어버린 아스피린의 경우, 그 약리 작용이 모두 규명되지도 않은 상태에서 시판되기 시작했다. 그러나 이제는 너무 오랫동안 상비약으로 복용되어서 아스피린이 위장 출혈, 심근경색 등 부작용이 있는 위험한 약이라는 주장이 이해가 되지 않을 정도가 되었다.

오히려 가끔씩 지금까지 밝혀지지 않았던 아스피린의 효능에 대해서 기사화될 때마다 일상생활에 바쁜 우리는 그 배경에 의문을 갖기는커녕 그냥 무심히 넘길 뿐이다. 대신 아스피린은 효능이 많은 약이라는 것만 우리의 뇌에 알게 모르게 각인된다.

의사가 부족한 오늘날 바쁘고 성실하게 진료에 힘쓰는 의사도 있지만, 검사 데이터에 의존하여 약물로 치료하는 대증요법을 반복하는 의료에 치중하는 의사가 많은 것도 사실이다. 현대 의료에서 주로 사용하는 약물인 대사억제제의 경우 짧은 기간에는 검사치를 개선하는 효과가 있으나 장기간 사용하면 몸에 생각지도 못한 부담을 줘 오히려 병을 악화시키는 경우도 많다. 원래 약물은 우리에게 독물이다. 그러나 의학 교육에서는 효과만 강조하여 해로움이나 부작용은 거의 언급하지 않는다.

일본 니가타의과대학원의 아보 도오루 교수는 우리 몸이 자연의 섭리에 따라 살고 있다며, 이렇게 말한다. "인간을 포함한 생명체는 인간의 지혜가 미치지 않을 만큼 복잡하게 이루어져 있다. 병은 몸과 생명체 그 자체의 실책이라기보다 무리한 삶의 방식과 마음의 고민, 냉증 등이 결부하여 발생한다. 쓸모없는 약의 장기 사용은 삼가야 한다."[10] 분석 연구에만 생각을 집중하여 몸 전체의 반응과 자연의 섭리로 사람이 살고 있다는 생각을 잊은 것 같은 서양의학에는 한계가 있다는 것이다.

일본의 의료비평가 후나세 슌스케는 그의 저서인 『약, 먹으면 안 된다』[11]의 머리말에서 병원 숭배, 의사 숭배, 약 숭배로부터 해방을 외치며, 인류를 구하는 신(新)의학으로 첫걸음을 내딛을 것을 호소한다. 그는 "환자에게 나타난 병의 증상은 실제로는 병이 호전되려는 치유 반응이며, 치유 반응을 방해하는 독극물인 약을 사용해서 병이 나을 리 없다"고 주장한다.

---

10. 『약을 끊어야 병이 낫는다』 아보 도오루 지음, 조영렬 옮김, 부광, 2004.
11. 『약, 먹으면 안된다』 후나세 슌스케 지음, 강봉수 옮김, 중앙생활사, 2018.

## 한번에 2가지 이상의 약을 먹는 일의 위험성

동시에 여러 가지 약을 함께 복용할 경우 문제는 더욱 심각해진다. 흔히 한번에 2가지 종류 이상의 약을 복용하는 일을 다제병용(多劑倂用, Polypharmacy)이라 하는데 이로 인한 약의 부작용은 급격한 상승 작용을 일으킨다. 가령 4종류의 약을 한꺼번에 복용할 경우라면, 그 부작용은 4배가 아니라 8배가 될 수 있다는 것이다.

다제병용은 약효의 증가나 부작용의 경감을 목적으로 하는 치료법이다. 예를 들면 암 환자에게 항암제를 복용하도록 할 경우 한 종류의 항암제만으로는 부작용이 심하여 환자에게 다량으로 사용하는 일이 불가능하므로 두 가지 이상의 항암제를 동시에 사용하여 치료하는 방법과 같은 것이다. 여러 종류의 항암제를 소량씩 사용하면 부작용 역시 분산되어 환자가 견딜 수 있다고 보기 때문에 이러한 방법을 사용하는 것이다.

하지만 이와 같은 다제병용은 부작용의 경감이라는 당초의 의도와는 달리 예측하지 못했던 부작용을 낳을 수 있다. 약효의 증가와 부작용의 경감이 아니라 약효의 경감과 부작용의 증가가 나타날 수도 있다는 것이고, 여기에 대해서는 누구도 확신을 가지고 말할 수 없다는 것이다.

약물과 약물이 서로 영향을 미치는 것은 물론 약물과 질환, 약물과 식품이 서로 작용하여 의도와는 다른 결과를 만들어 낼 수 있다. 이와 같은 상호 작용은 함께 쓰는 약의 종류가 많을수록 빈번해지는 것으로 알려져 있다. 그런데 더욱 놀라운 점은 3가지 이상, 4가지나 5가지 약을 동시에 복용할 때 어떤 일이 벌어지는지에 대해서는 임상 실험이 거의 이루어지지 않는다는 사실이다. 2가지 약을 동시에 복용하는 경우에 대한 임상 실험 또한 아주 예외적으로만 이루어진다.

더욱이 우리나라의 환자들은 이러한 다제병용에 대해 큰 위험성을 느끼지 못하고 있다. 보건복지부가 OECD(경제협력개발기구)의 2017년 기준 보건 의료 성과 자료를 분석한 결과에 따르면, 우리나라의 다제병용 처방률이 가장 높은 것으로 나타났다. 5가지 이상의 약을 만성적으로 복용하는 75세 이상 환자의 다제병용 처방률이 우리나라에서 무려 68%에 달했다. 이는 경제협력개발기구 평균 48%를 크게 넘어서는 것이었다.

지구에서 인류만큼 병을 앓는 동물은 없다. 야생동물은 암, 심장병, 당뇨병, 고혈압, 우울증, 노이로제가 없다. 왜냐하면 야생동물은 병원에 가지 않고 약을 먹지 않기 때문이다. 로버트 S. 멘델존 박사는 "의사, 병원, 약, 의료기기라는 현대의학을 구성하는 것의 90%가 세상에서 사라지면, 현대인의 몸 상태는 당장 좋아질 것"이라고 단언한다.

멘델존 박사는 또한 이렇게 강조한다. "신약의 3분의 2는 사기 임상 실험으로 날조된 사기 약이다. 약은 모두 독물이며, 그 부작용은 틀림없이 당신을 덮치게 돼 있다."

## 자연치유력 대신 약물요법을 중요시하는 서양의학 요법

19세기 초까지 유럽에는 다섯 가지 의학 유파가 공존했다. 이들 유파는 각각 ① 식사 요법을 기본으로 하는 자연 요법(Naturopathy), ② 뼈를 중심으로 한 몸의 뒤틀림을 바로잡는 정골 요법(Osteopathy),

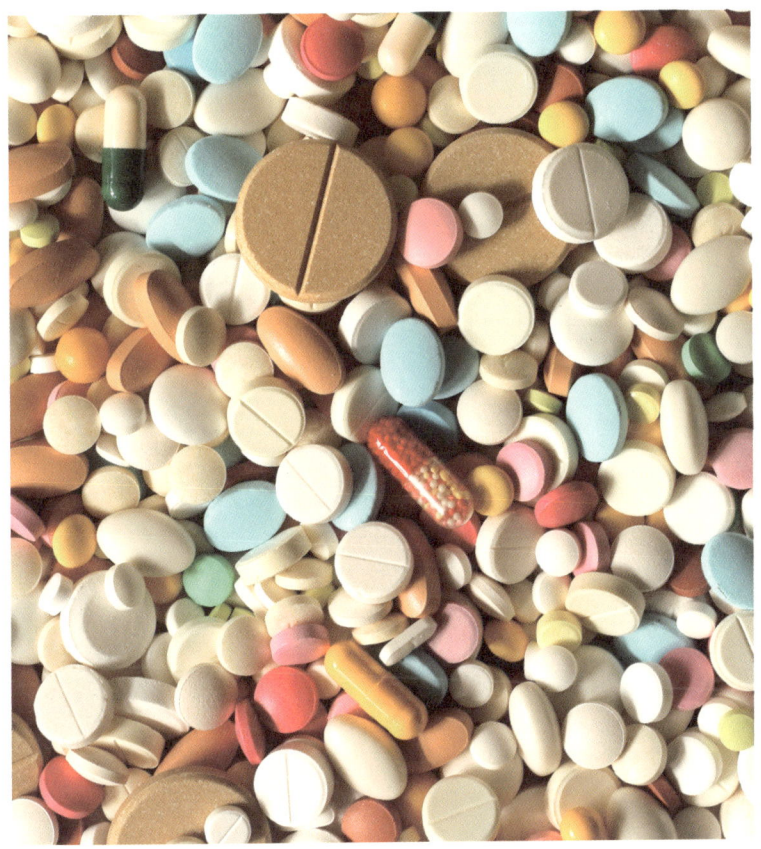

한번에 2종류 이상의 약을 복용하는 일을 다제병용이라 한다. 다제병용의 경우 약의 부작용이 급격하게 상승한다. 놀라운 점은 4가지 이상의 약을 동시에 사용하는 경우에 대한 임상 실험은 이루어진 적이 거의 없다는 사실이다.

③ 마음의 고뇌와 불안을 치료하는 심리 요법(psycho-pathy), ④ 한의학과 같이 몸의 자발적인 치유 능력을 중요하게 여기는 동종 요법(Homeopathy), ⑤ 현대의학과 같이 증상을 고치고자 하는 약물 요법(Allopathy) 등을 중요시했다.

여기서 ①, ②, ③, ④는 모두 자연치유력을 돕는 요법이다. 질병에 걸리거나 부상을 당해 고통을 느끼면 우리 몸은 곧 자기 진단과 수정을 통해 이전의 건강한 상태를 회복한다. 이처럼 우리 몸이 기본적으로 갖추고 있는 치유의 힘을 자연치유력이라고 하는데 ①, ②, ③, ④는 바로 이 자연치유력의 원칙을 크게 거스르지 않는다. 그런데 ⑤의 요법은 이러한 자연치유력과는 거리가 있는 요법이다. 약물 요법은 자연치유력에 역행하는 요법이기 때문에 증상은 사라져도 병은 낫지 않는다. 이 다섯 가지 요법 중에서는 가장 비과학적이며, 비의학적이다. 하지만 불가사의하게도 현대의학에서는 ①, ②, ③, ④의 요법은 거의 사라지다시피 위축되고 말았고 ⑤의 요법이 주류가 되었다.

자연치유력은 약보다 먼저, 약물보다 더 근원적으로, 약물보다 더 효과적으로 우리 몸에 영향을 미친다. 그렇다면 무슨 이유로 ⑤의 약물 요법만 살아남은 것일까? 19세기 중엽 산업혁명의 진전과 함께 석유 화학 공업이 발달했다. 소위 메이저 석유 회사가 대두하며 국가 권력과 석유 권력, 그리고 의료 권력이 삼위일체가 되어 약물 요법을 추진했다. 국가를 초월한 세계 의료 이권의 독점을 꾀하는 데에 자연치유력을 돕는 ①, ②, ③, ④의 요법은 방해자일 뿐이었다. 그러므로 이 요법들에는 미신, 비과학, 위법이라는 딱지가 붙여졌고 철저하게 배척당했다. 근대의 서양의학은 이렇게 확립됐고, 열강의 제국주의와 함께 전 세계에 진출해 의학 시장을 제패해 갔다.

## 우리 몸의 자연 치유를 오히려 방해하는 약

현대의학이란 검사를 잘하는 의료일 뿐, 예방과 건강과는 담을 쌓은 의료다. 치료에 사용하는 약에는 큰 문제점이 있으며, 장기간 투여하면 몸에 해가 일어나는 것뿐이다.

약이 병의 원인을 개선하지 못하는 것은 오히려 작은 문제다. 더 중대한 문제는 순수한 화학물질인 약이 우리 몸에 들어가면 우리 몸의 항상성(恒常性, homeostasis)을 급격하게 무너뜨린다는 점이다. 항상성이란 살아 있는 생명체가 생존에 필요한 안정성을 일정하게 유지하려는 경향을 말한다. 최적화된 생존 조건이 내외부적인 환경 변화로 위협받을 경우 우리 몸은 다양한 조절 메커니즘을 가동해 이 위협에 맞선다. 우리의 체온이 일정한 수준으로 유지되는 일, 혈당이 적정 수준으로 조절되는 일 등은 이와 같은 항상성 체제의 대표적인 예다. 그런데 약이 이러한 항상성 체제에 심각한 균열을 불러일으킨다는 것이다.

아보 도오루 교수는 『약을 끊어야 병이 낫는다』에서 "대부분의 약은 교감신경의 긴장을 촉진하는 작용을 한다"[12]고 말한다. 교감신경은 신체가 위급한 상황일 때 이에 대처하는 기능을 한다. 기본적으로 심장 박동을 빠르게 만들고 피부와 소화관의 세동맥은 수축시킴으로써 혈압을 올린다. 동공 확대, 항문과 방광 조임근 수축, 소화기관 민무늬근육 이완 등을 일으킨다. 그런데 문제는 병에 걸린 사람은 이미 만성적

---

12. 『약을 끊어야 병이 낫는다』 아보 도오루 지음, 조영렬 옮김, 부광, 2004.

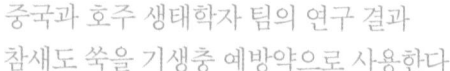

중국과 호주 생태학자 팀의 연구 결과
참새도 쑥을 기생충 예방약으로 사용한다

쑥은 우리 한민족에게 귀하고 고마운 식물이다. 단군신화에도 웅녀가 쑥을 먹고 사람으로 변해 우리 민족의 시조가 됐다는 얘기가 등장하며, 예로부터 소화기, 호흡기 등에 약용으로 널리 쓰였다. 쑥은 과거 배고픈 시절에는 쑥버무리, 쑥떡, 쑥국 등으로 우리의 주린 배를 채워주기도 했다. 제Ⅱ차대전 때 일본의 히로시마에 원자폭탄이 투하돼 도시가 완전히 파괴된 후에 가장 먼저 싹이 난 식물이 쑥이라는 이야기도 있다.

이 같은 쑥을 참새가 기생충 예방약으로 사용한다는 연구가 보도돼 눈길을 끌고 있다. 미국 과학 저널 〈커런트 바이올로지(Current Biology)〉 2020년 12월호에 따르면 중국 하이난사범대의 생태학자 양칸차오 박사가 이끄는 국제연구진은 중국에 널리 서식하는 섬참새의 일종(russet sparrow ; 학명 Passer cinnamomeus)이 둥지 속 기생충을 줄이기 위해 쑥속 식물(학명 Artemisia verlotorum)을 일종의 예방약으로 쓰는 것을 확인했다. 자연에서 유래한 성분이 각종 병원균 예방에 도움이 된다는 점을 아는 것은 인간만이 아니라는 점에서 새삼 자연 앞에 겸허해지는 순간이다.

사실 인간이 아닌 동물이 건강상의 이유로 식물을 이용하는 일은 이미 이전부터 알려져 있었다. 예를 들면 아프리카 케냐의 코끼리는 새끼를 배면 특정한 종류의 나뭇잎을 먹는다. 하지만 코끼리는 포유류 중에서도 가장 지능이 높은 종에 속하는 동물이다. 이런 이유로 작은 몸집의 조류인 섬참새가 식물의 약용 효과를 아는 것처럼 행동하는 모습은 놀라운 일이다. 이들 섬참새는 중국 남부뿐만 아니라 우리나라 남서부, 그리고 일본 중부 등에도 널리 분포한다.

연구진을 이끈 양칸차오 박사는 "중국에서는 룽촨제라는 명절 때 주민들이 대문 앞에 쑥을 매달았는데 이들 참새도 비슷한 시기에 쑥 잎을 둥지에 넣어두는 것으로 확인됐다"고 설명했다. 연구진은 섬참새의 이런 행동이 쑥에 기생충을 막아주는 물질이 들어있는 것을 아는 데서 기인한다고 생각했다.

이에 따라 연구진은 실제 쑥의 효과를 증명하기 위해 실험을 진행했다. 실험에서는 둥지용으로 상자 2개를 1세트로 만들어 모두 48세트를 설치했다. 그중 한쪽 상자에는 대나무 잎 5g, 나머지 상자에는 쑥 잎 5g을 넣어 놓았다. 그리고 나서 각 둥지에 모여드는 섬참새들이 어떤 반응을 보이는지 관찰했다. 관찰 기간 동안 각각의 둥지에는 대나무 잎이나 쑥 잎을 매일 추가하거나, 아무것도 추가하지 않고 참새 자신이 둥지에 가져온 쑥의 양을 측정했다.

그 결과 섬참새들은 가능한 한 야생 쑥이 자라는 곳 근처에 있는 둥지를 적극적으로 선택하고, 둥지 속 쑥이 부족한 만큼 싱싱한 쑥 잎을 모아 오는 것으로 나타났다. 또 쑥이 충분한 둥지에는 기생충 수가 적다는 사실도 밝혀졌다.

이에 대해 함께 연구를 진행한 호주 그리피스대의 생태학자 윌리엄 피니 박사는 "둥지 속 기생충을 줄여줌으로써 어미 새는 건강한 새끼를 낳고, 나아가 새끼 새가 자라면서 생길 수 있는 질병을 막을 수 있다"고 설명했다. 이번 연구는 인간 이외에도 일종의 예방약을 사용하는 동물이 있다는 확실한 사례가 될 수 있을 것이다.

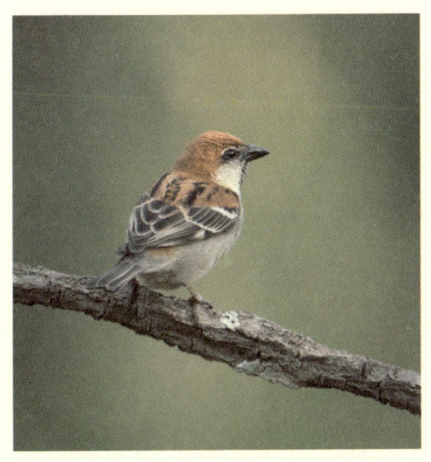

섬참새는 야생 쑥의 병 예방 효과를 아는 것처럼 행동한다.

인 교감신경 긴장 상태에 있다는 것이다. 그렇잖아도 긴장 상태에 있는 몸을 더욱 긴장시키는 것이다. 아보 도오루 교수는 이렇게 말한다. "몸 상태가 나쁜 사람이 교감신경의 긴장을 촉진하는 약을 사용하면 당연히 교감신경은 점점 긴장하여 혈류가 나빠져 과립구[13]가 증가하고 림프구가 감소한다. 당연히 면역력도 저하되므로 몸은 스스로 나으려는 힘인 자연치유력을 잃어간다."

약이 몸에 좋은 균을 죽이는 것도 문제다. 약은 장내에 있는 100여 가지 균, 100조 개나 되는 균 속의 선옥균(善玉菌)[14]을 죽여 우리 몸의 자연치유력을 떨어뜨린다. 항생제와 항암제는 암세포뿐만 아니라 선옥균까지 다 죽이기 때문이다. 약은 강한 부작용이 생겨 정작 약을 먹게 된 원래의 증세가 나아지고 있는지 나빠지고 있는지 모르는 경우까지 있다. 마지막으로 약은 병의 예방에 전혀 효과가 없다는 것을 그 이유로 들 수 있다.

어떤 이유로든 자연치유력이 약해지는 것은 의사, 병원, 그리고 제약사가 원하는 것이다. 그럴수록 환자가 더욱 의사와 약에 매달리기 때문이다. "병 치료를 위해 병원에서 처방된 약이라도 그것을 계속 먹는 것 자체가 우리 몸에 스트레스가 되어 치유를 방해한다는 사실을 알아야 한다"[15]고 후나세 슌스케는 주장한다.

요즘은 노인들이 "어떤 병원이 치료를 잘한다더라"거나 "어떤 의사가 약 처방을 잘해 준다더라"라며 쇼핑하듯이 병원과 의사를 찾아다니

---

13. 과립구(granulocyte)는 백혈구의 60-70%를 차지하는 작은 알갱이이다. 우리 몸에 이물질이 침입했을 때 이를 잡아먹는 탐식(貪食) 기능을 가지고 있어, 치유의 행동대장으로 알려져 있다.
14. 선옥균이란 장 속에 살고 있는 100조 개에 이르는 균 가운데 우리 몸에 좋은 영향을 미치는 균을 말한다.
15. 『약, 먹으면 안된다』 후나세 슌스케 지음, 강봉수 옮김, 중앙생활사, 2018.

는 바람에 '의료 쇼핑'이라는 신조어가 생기고, 한번에 한 움큼씩 약을 복용하는 경우가 비일비재하다. 약만 먹어도 배가 부르겠다는 우스갯소리까지 나오는 상황이다.

## 현대의학이 탈(脫)약물을 도모해야 할 이유

언제부터인가 논과 밭에 사용하는 농약의 약효가 감소하고 있다. 내성을 획득한 곤충과 잡초가 출현하고, 이를 막기 위해 더 독한 농약을 더 많이 사용하는 끝없는 악순환이 되풀이된다. 이것이 '농약 딜레마'라고 부르는 현상이다. 약물에 의존하는 한 비극은 끝나지 않는다. 농업이 탈(脫)농약을 도모하듯이 의료도 탈약물을 도모해야만 하는 이유다.

그러나 약리학자인 일본 니혼대학의 다무라 도요유키 교수는 일본의 의과대학에서는 약물의 부작용을 가르치지 않는다고 증언하고 있다. 올바른 약물 요법을 실시하기 위한 지식이나 마음가짐이 전혀 없는 상태로 해마다 대학에서 의사들이 배출된다. 그리고 대량의 약물 투여와 남용을 태연히 행하며, 멋진 건물을 몇 년 만에 세웠는지 경쟁하는 의사의 세계로 아무런 의심도 없이 들어간다.

다무라 도요유키 교수는 "노인은 약에서 멀어져라"라고 경고하며, 그 이유를 다음과 같이 설명한다. "간장과 신장은 체내에 들어온 독극물을 해독하고 배설하는 중요한 역할을 한다. 그러나 노인의 간장이나 신장은 기능이 저하된 상태이므로 나이를 먹을수록 약의 부작용이 강하게 작용한다. 또 노화로 조혈 기능이 낮아서 혈액 장애 등의 부작용이 있는 약의 투약은 위험하다. 이런 이유로 약 때문에 노인의 사망률이 급격히 증가한다."

　유럽과 미국에서는 진료 지침 규칙 제정을 추진하고 있지만, 일본에서는 그 추진이 시원하지 않다. 의사는 가이드라인의 이익 당사자인 제약사로부터 거액의 기부금을 받는다. 그리고 제약사가 유리하도록 지침을 작성하기 때문이다. 지침의 중립성은 거액 기부로 무너졌다. 또 의사를 제약사의 고문, 사외이사 등으로 추대하거나 고액의 강연료를 지급하고 해외 학회에 참가할 수 있도록 지원해 주는 등 잘 드러나지 않는 방법도 사용된다.

　그 결과는 고혈압 환자의 판정 기준을 예전의 최대혈압 180mmHg 이상에서 130mmHg으로 하향 조정함으로써 환자를 늘리고, 덩달아 약의 처방을 늘리는 대사증후군 기준 스캔들을 통해 세상에 드러났다.

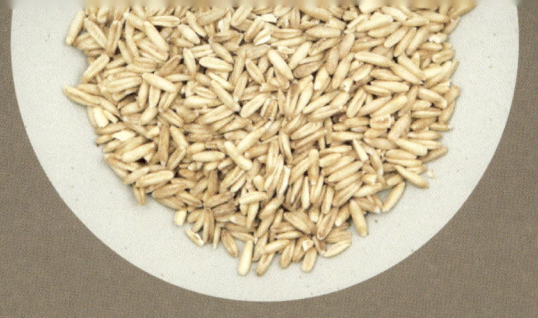

# Part 3

# 효과보다 부작용이 더 놀라운 약의 민낯

- 부작용 또한 종합적인 종합 감기약
- 독감 백신의 충격적인 결말
- 독감 항바이러스제 타미플루 의혹
- 일시적인 미봉책에 그치고 마는 소염진통제
- 오히려 두통의 원인으로 작용하는 두통약
- 더 빨리 부작용을 일으키는, 붙이는 진통제
- 스테로이드, 강력한 항염 작용을 가진 독성 물질
- 아토피 피부염은 약으로는 원인을 해결할 수 없어
- 점점 복용량을 늘려야 하는 수면제
- 항우울제는 자살, 폭력 행위의 원인
- 위장약을 먹을수록 나빠지는 위장
- 암 환자는 암이 아니라 항암제 때문에 죽는다
- 혈액 순환 장애를 일으키는 혈압강하제
- 억지로 콜레스테롤 수치를 낮추는 일의 위험성
- 당뇨약을 먹고 당뇨병을 치료한 사례가 있는가?

병의 증상에 따라 수많은 종류의 약이 나와 있다. 그리고 우리는 약을 먹을 때 이 약이 우리의 병을 치유해 줄 것이라고 안심한다. 하지만 병의 원인과 이 병의 치유 방법 사이에 심각한 괴리가 있다. 병의 원인이 생활 습관이라면 그 해결책 또한 생활 습관을 변화시키는 것이어야 한다는 것이다.

약의 장점이 없지는 않다. 당장의 통증이나 불편함을 해결해 준다는 것이다. 하지만 당장 해결해준 것일 뿐이다. 그리고 당장 느끼고 있는 통증이나 불편함을 해결해준 것일 뿐이다. 병의 원인이 되었던 문제는 그대로 있다. 어쩌면 우리는 이미 약이 우리의 병에 대한 근본적인 해결책이 될 수 없다는 사실을 분명하게 알고 있을지도 모른다. 다만 이를 애써 외면하려고 하고 있을 뿐이다. 우리는 이 점을 분명하게 인식해야 한다.

## 부작용 또한 종합적인 종합 감기약

시중에 판매되는 감기약은 감기의 여러 증상을 완화할 뿐이다. 하지만 감기약에 주로 사용되는 아스피린, 스루피린(진통제) 등 피린제의 대량 투여와 남용은 혈관 확장을 수반한 혈관의 이상을 초래한다. 그 결과 혈압 저하가 발생해서 뇌의 혈류량 감소로 인한 의식 불명, 기관지 모세혈관 투과성의 항진으로 인한 부기, 호흡 곤란, 전신의 혈류량 감소, 냉증 등의 증상이 생긴다. 간장의 약물 분해 기능, 신장의 약물 배설 기능은 떨어지고 심하면 쇼크 증상까지 발생한다.

스루피린은 위장 장애, 골수 장애, 심장의 근육 괴사 등 중요한 부작용을 초래한다. 이 약을 내장이 약해진 사람이나 노인, 임산부가 먹는 것은 위험하다. 아세트아미노펜은 간 손상을 불러일으키고, 염산메틸에페드린은 소화기의 활동 억제, 불면과 현기증 등의 부작용을 가지고 있다. 게다가 이 복합제를 같이 먹으면 부작용이 더욱 늘어난다고 한다. 그야말로 다제병용의 공포다. 종합 감기약은 다양한 부작용을 종합적으로 가진 셈이다.

콧물을 멈추는 성분인 항히스타민약 성분에는 항콜린[16] 작용에 따라 방광의 수축을 억제하는 기능이 있다. 이 때문에 소변 배출을 악화시켜 소변 축적이나 빈뇨 등 배뇨 장애를 일으킬 위험성이 있다. 항콜린 작용을 가진 약물은 감기약 외에 항우울제, 항파킨슨병약, 항부정맥제 등 많은 약물에 포함되어 있다. 따라서 이것을 알지 못하고 배뇨 장애 치료약을 복용하게 되면 약물 장기 투여라는 고통 속으로 빠지게 된다.

편리하다는 이유로 최근 우리나라에서 많이 판매되는 한 제약사의 짜 먹는 감기약에는 사용상 주의 사항이 이렇게 적혀 있다. "간 손상, 중증 피부 이상 반응을 일으킬 수 있으며 과민성 쇼크, 피부점막안증후군, 간질성 폐렴 등의 증상이 나타나면 의사와 상의해야 한다." 또 본인이나 가족이 알레르기성 비염을 갖고 있거나, 간, 신장, 심장, 갑상선 질환, 당뇨병, 고혈압이 있는 사람, 몸이 약한 사람, 고열이 있는 사람은 이 약을 복용하기 전에 의사와 상의하라고 안내돼 있다. 그러나 우리는 이런 주의 사항은 살펴보지도 않은 채 약국에 가서 "감기약 주세요"라고 말하고, 아무런 거리낌 없이 그 약을 복용하는 것이 현실이다. 아보 도오루 교수는 이렇게 말한다. "소염진통제를 비롯한 감기약은 모두 교감신경 자극 약이다. 림프구가 싸우는 시기에 소염진통제

---

16. 신경 전달 물질인 아세틸콜린을 차단하여 그 역할을 하지 못하게 하는 일을 말한다.

를 먹으면 림프구의 전력이 꺾여 감기를 악화시키므로 먹는 것을 그만두어야 한다. 아세트아미노펜계의 해열약은 과립구가 늘어 화농성의 염증을 악화시키는 일도 있다."[17]

## 독감 백신의 충격적인 결말

일본 국립공중위생원역학부 감염증 실장이었던 바이러스 권위자 모리 히로코는 『독감 백신은 맞지 마라!』라는 충격적인 제목의 책을 냈다. 모리 히로코는 이렇게 말한다. "백신이 나쁜 건 아니다. 홍역 바이러스처럼 변형이 심하지 않고 인간에게만 감염되는 바이러스의 경우는 효과가 높은 백신을 만들 수 있다. 그러나 인플루엔자 바이러스는 끊임없이 변형되는 바이러스다. 게다가 인간뿐만 아니라 새나 돼지 등 많은 동물에게 감염된다. 이러한 바이러스에 효과가 있는 백신을 만들려는 것 자체가 애당초 큰 무리다."

그러나 문제는 예방 접종 제도의 변경으로 백신 제조량이 크게 영향을 받는다는 사실이다. 일본에서는 과거 백신의 부작용이 커다란 사회 문제로 떠오르면서 정부가 독감 백신을 집단 접종에서 제외한 적이 있었다. 이후 해당 백신 제조량은 100분의 1로 격감했다. 그러나 몇 년 후 일본 정부가 "고령자 등 고위험 그룹에 백신을!"이라는 캠페인을 시작하고 "독감은 감기가 아니다"라는 아리송한 문구로 전국가적

---

17. 『약을 끊어야 병이 낫는다』 아보 도오루 지음, 조영렬 옮김, 부광, 2004.

인 광고를 개시하자 순식간에 독감 백신의 제조량은 예전의 수준을 회복했다. 이처럼 일본인은 대중 조작에 약하다고 후나세 슌스케는 그의 책에서 주장한다.[18]

백신의 부작용으로 나타나는 병에는 '길렝 바레 증후군'이 있다. 이 병은 다발성 신경염이라 부르며 근육, 운동 기능을 상실하는 별난 질병이다. 이 병은 사후 3일이 지나서야 발견된 일본의 인기 여배우 오하라 레이코를 괴롭힌 병으로 대중에 알려졌다. 레이코는 죽기 전 "길렝 바레가 내 몸을 빼앗았다"고 절규했다. 그녀는 독감 집단 접종 의무화 첫 세대였으며, 백신 접종자의 길렝 바레 발병률은 백신 비접종자의 약 10배라고 전문가는 경고한다.

## 독감 항바이러스제 타미플루 의혹

어느 사이에 독감에 걸리면 항바이러스제인 타미플루(Tamiflu)를 처방하는 것이 일반화됐다. 보통 사람들도 타미플루가 독감 특효약으로 인식하고, 이를 복용하는 것에 아무런 거리낌이 없다. 원래 고가의 약으로 여겨졌지만 2017년 특허가 만료된 후 복제약이 나오면서 가격도 많이 내려가 있는 상태다.

그러나 타미플루는 뇌의 발열 중추를 마비시켜 열을 내리는 향정신약의 일종이다. 당연히 부작용으로 이상 행동이나 환각이 발생한다.

---

18. 『약, 먹으면 안된다』 후나세 슌스케 지음, 강봉수 옮김, 중앙생활사, 2018.

타미플루를 복용한 청소년이 부작용으로 의심되는 환각 증상을 보이고 다치거나 사고사한 사례는 국내외 모두 보고되고 있다.

일본에서는 초등학생이 아파트 3층에서 추락하거나 한 여성이 철로로 추락하는 등 이상 행동이 속출했다. 우리나라에서는 2015년과 2016년에는 16세 고등학생과 11세 초등학생이 타미플루를 먹고 이상 증세를 보이다가 아파트에서 추락해 숨졌다. 당시 타미플루 복용과 사망 사이에 인과 관계가 인정돼 의약품 피해 구제 보상금이 지급됐다. 2018년에도 부산시에서 13세 여중생이 타미플루를 복용한 뒤 아파트 12층 창문에서 떨어져 사망해 큰 이슈가 되기도 했다. 이에 앞서 2009년 경기도 부천시의 14세 중학생이 타미플루를 복용한 후 "가슴이 뛰고 환청이 들린다"고 호소하다가 아파트 6층에서 뛰어내려 중상을 입은 사례도 있었다. 그러나 현재 국내에 시판 중인 타미플루의 설명서에는 일본에서의 청소년 추락사 사례만이 짤막하게 언급돼 있을 뿐이다.

미국의 권위 있는 공적 의료 기관 CDC(Centers for Disease Control and Prevention ; 질병통제예방센터)는 타미플루가 필요없다고 발표했다. CDC의 안 슈케트 박사는 기자회견에서 그 이유에 관해서 이렇게 말했다. "아이도 어른도 항바이러스 약이 필요 없습니다. 자택에서 휴양하는 것으로 완치됩니다. 게다가 항바이러스제의 과잉 투여로 내성 바이러스가 출현할 우려가 있습니다."

후나세 슌스케는 또한 그의 책에서 이렇게 말하고 있다. "독감으로 병원에 가지만 그곳은 이미 다른 병원균과 바이러스의 소굴이다. 병원 내 감염 등 합병증이 염려스럽다. 독감에 걸리면 몸을 따뜻하게 만들고 자면서 오로지 푹 쉬기만 하면 된다. 그 사이에 항바이러스 항체(면역력)가 생겨 저절로 낫는다."[19]

## 일시적인 미봉책에
## 그치고 마는 소염진통제

진통제는 우리가 가장 흔히 복용하는 약이다. 남녀노소 누구나, 몸의 어느 부위가 아프면 진통제를 찾는 것을 당연시한다. 작은 통증이라도 진통제를 먹음으로써 이를 빨리 해결하고자 한다. 오래 된 광고 문구처럼 "두통, 치통, 생리통"에 진통제만 먹으면 손쉽게 통증을 없앨 수 있다고 생각한다. 하지만 두통, 치통, 생리통에 일상적으로 진통제를 먹어서는 안 된다.

일본 니가타의과대학원의 아보 도오루 교수는 이렇게 말하고 있다. "진통제는 작용이 강해 교감신경을 긴장시키고 혈류 장애를 일으키고 과립구로 하여금 조직을 파괴하도록 하고 염증을 일으켜 몸이 아프도록 한다."[20] 진통제를 일상적으로 사용하면 오히려 이 진통제가 통증의 원인으로 작용한다는 것이다. 아보 도오루 교수는 통증에서 해방되고 싶다면 진통제를 끊어야 한다고 강조한다.

흔히 사용하는 소염진통제는 우리 몸속에 널리 분포하는 프로스타글란딘이라는 물질을 억제한다. 프로스타글란딘은 각종 장기에 널리 분포하는 지방산 유도체 생리 활성 물질을 총칭하는 것으로 혈류 장애가 발생할 경우 통증을 유발하는 기능을 가지고 있다. 즉 소염진통제는 프로스타글란딘 생성을 억제함으로써 통증까지 줄이는 것이다. 하 혈류 장애 문제까지 해결해 주지는 못한다. 진통제로 프로스타글란딘 생성을 억제하면 혈류 장애는 더욱 악화되고 만다.

---

19. 『약, 먹으면 안된다』 후나세 슌스케 지음, 강봉수 옮김, 중앙생활사, 2018.
20. 『약을 끊어야 병이 낫는다』 아보 도오루 지음, 조영렬 옮김, 부광, 2004.

소염진통제의 역할은 눈가림만 하는 일시적 미봉책에 그치고 만다. 소염진통제를 일상적으로 사용하는 사람 중에는 혈류가 끊어져 냉증, 귀울림, 현기증, 두통, 요통 따위가 발생하는 사람이 적지 않다. 아보 도오루 교수는 이렇게 말한다. "당신이 요통으로 병원을 찾으면 의사는 틀림없이 소염진통제를 처방할 것이다. 그러면 소염진통제로 인한 병들이 발생하여 당신을 괴롭힌다. 환자에게 다른 증상이 나타나면 이번에는 그것을 억제하기 위해 의사는 혈압약, 당뇨약, 수면제 등 새로운 약을 처방한다. 이렇게 끝이 없는 대증요법, 다제병용 요법을 시작한다."

더구나 우리가 통증이 사라졌다고 생각하고 더 이상 이를 복용하지 않으면 우리 몸은 혈류 문제를 해결하기 위해 다시 프로스타글란딘 생성을 시작한다. 그리고 다시 통증이 나타난다. 이로써 진통제의 악순환이 시작된다. 두통, 치통, 생리통 환자가 한번 진통제를 복용하게 되면 영원히 진통제를 끊을 수 없게 되는 메커니즘인 것이다.

성급한 대안을 말하면, 단순한 통증의 경우 이처럼 소염진통제를 복용하는 것보다는 단지 탄수화물을 끊는 것만으로도 어느 정도 효과를 볼 수 있다.

신경은 복수의 신경세포가 이어져 뇌에서 말단까지 뻗어있다. 세포 간의 정보 전달은 아세틸콜린 분비에 따른 전기 신호로 이루어져 있다. 이 전기 신호는 교감신경의 긴장이 강해지면 도중에서 끊어지는 성질이 있다. 마라톤 선수가 통증을 잊고 몸이 망가지는 것도 모른 채 계속해서 뛰는 '러너스 하이' 현상이 일어나는 것도 그 때문이다.

모르핀(morphine)으로 통증이 멎는 것은 교감신경의 극한 상태를 인위적으로 만들어 신경 전달을 차단하기 때문이다. 그러나 차단하는 것은 지각만이 아니며, 생각의 전달까지 차단한다. 마약 환자가 정상적인 사고나 행동을 취할 수 없는 것도 그 때문이다. 계속해서 마약을 사용하

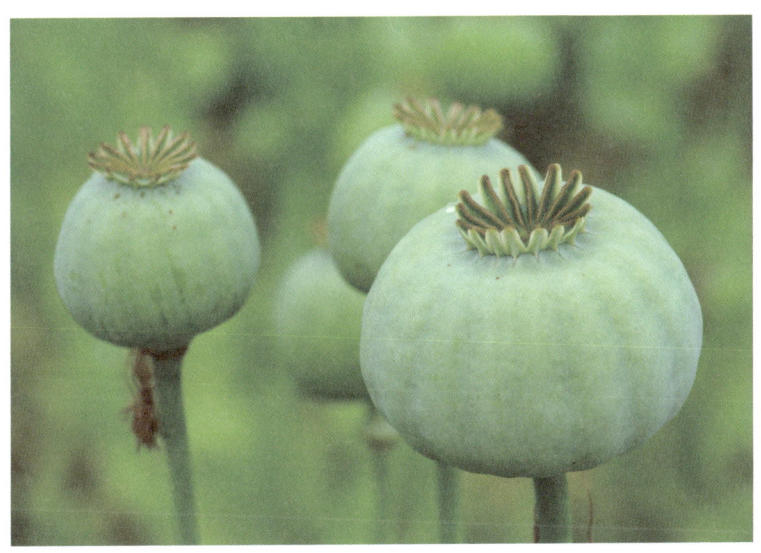

모르핀은 원래 양귀비에서 추출하는 진통제로, 마약으로 분류된다. 뇌에 영향을 미치는 속도가 비정상적으로 빠르다.

면 몇 주 사이에 의사 전달도 하지 못할 정도로 중독 현상이 심해진다.

말기 암 환자에게 진통제인 모르핀을 투여하면 암과 싸우는 NK세포(Natural killer cell)[21]의 림프구를 극도로 감소시킨다. 모르핀 투여는 암과 싸우는 환자의 마지막 힘까지 파괴한다. 자연 치유를 향한 희망의 불꽃마저 모르핀 투여로 사라지게 되면, 이제 남은 것은 무참하고 슬픈 죽음의 순간밖에 없다.

우리 주변에 얼마 전까지만 해도 멀쩡하던 사람이 병원에서 암이라는 판정을 받고 갑자기 증상이 악화되는 경우를 종종 볼 수 있다. "암입니다"라는 말을 듣는 것만으로도 사람은 공포감과 두려움을 느끼게 되고, 그 결과 통증이 두 배로 늘어난다. 통증을 인위적으로 만들어 놓고 이번에는 모르핀으로 고통을 인위적으로 억제하는 것이니, 제약사나 병원은 이중으로 돈을 벌게 된다. 하지만 환자와 그 가족은 이중으로 고통을 느낄 뿐이다.

## 오히려 두통의 원인으로 작용하는 두통약

통증은 몸의 어딘가에 이상이 있다는 체내로부터의 신호다. 두통도 마찬가지다. 통증은 더 이상 몸을 움직이지 말라, 더 이상 몸을 사용하지 말라는 몸의 명령이다. 신체에 쉬라고 명령하는 것이다. 쉬는 동안에 자연치유력이 작용하며, 자연이 부여해 준 스스로 치유하는 힘이 최대한으로 발휘된다.

---

21. NK세포는 선천적인 면역을 담당하는 혈액 속 백혈구의 일종이다. 종양 세포나 바이러스에 감염된 세포를 제거하는 면역세포로 유명하다.

두통 전문의이자 도쿄여자의과대학 뇌 신경센터 강사인 시미즈 도시히코는 그의 저서인 『약을 끊으면 두통이 낫는다』라는 책에서 이렇게 말한다. "진통제는 통증을 느끼는 신경의 회로를 끊을 뿐이며, 통증의 원인인 염증 자체를 억제하는 작용은 없다. 게다가 진통제를 자주 사용하면 뇌의 신경세포가 과민해져 작은 자극에도 아픔을 느끼게 된다. 두통의 횟수가 늘면서 만성화된다. 증상도 더 나빠져 약물 남용 두통에 빠지고 만다."

두통약 중독자가 된 사람들은 두통약이 두통의 원인인 것을 영원히 모른 채 인생을 끝내는 셈이다. 40세가 넘어 한 달에 5-6회 이상 머리가 아프고, 진통제를 손에서 놓지 못하는 사람은 약물 남용 두통을 의심해 봐야 한다.

갑자기 지끈지끈한 통증이 머리 한쪽에만 나타나고 구토까지 나는 편두통의 경우 의사는 기존의 두통약보다 강한 편두통약을 처방한다. 기존 두통약보다 강하므로 편두통으로 인한 통증은 곧 좋아진다. 하지만 약을 오래 복용하면 새로운 두통의 원인이 될 수 있다. 두통에서 해방되기 위해 두통약을 사용하고, 이 약이 또 다른 두통의 원인이 되는 무한반복이 일어나는 것이다.

인간이 하루 세 끼를 먹으면 그것을 소화 흡수하는 에너지는 마라톤 풀코스를 달리는 것만큼 방대한데, 먹지 않고 단식하면 소화 흡수에 사용되는 에너지는 모두 치유와 독을 배출하는 에너지로 이동한다. 단식만으로 면역력이 몇 배, 몇십 배로 뛰어오른다. 자연치유력은 음식 섭취를 중단하면 최대로 능력을 발휘한다.

야생동물은 모두 그 진리를 알고 있으나, 만물의 영장인 사람만 진실을 모른다. 의사나 간호사는 "병이 나으려면 잘 먹어야 돼요."라며 환자의 입에 음식을 억지로 밀어 넣는 것이 현대의학의 현실이다.

## 더 빨리 부작용을 일으키는, 붙이는 진통제

인체에 약물, 독물이 침입하는 경로는 입을 통과하는 경구(經口), 피부를 통하는 경피(經皮), 흡입(吸入)의 3가지가 있다. 피부에도 흡수 작용이 있는데, 피부에 침입하여 독성을 띠는 것을 경피독이라 부른다. 바르거나 붙이는 외용 소염진통제는 경피독으로 인체에 나쁜 영향을 끼치므로 주의해야 한다. 효능이 빠른 약일수록 위험하다는 약의 대원칙을 항상 상기해야 한다. 운동선수 중에는 멘톨이 배합되어 상쾌한 기분을 주는 외용 소염진통제 애용자가 많다. 그러나 붙이는 소염진통제는 붙일수록 더욱 아픈 역설의 구도를 갖고 있다.

운동을 할 때 통증을 느끼는 일은 대부분 몸의 혹사 때문에 근육이 비명을 지르는 것이다. 통증이 발생할 때까지 운동하는 것은 잘못이다. 통증은 쉬라는 신호이며, 목욕 등으로 혈액 순환을 좋게 만들고 충분한 휴식을 취하며 저절로 좋아진다. 휴식이야말로 최대의 약이라는 생각으로 진통제에 의지하는 습관을 고쳐야 한다.

아보 도오루 교수는 통증, 발열, 가려움, 설사 등의 불쾌 증상은 몸이 나을 때 생기는 치유 반응이라고 분명하게 말한다. 붙이는 소염진통제로 증상을 억제하는 대증요법을 행하면 환자는 일단 편안해지지만, 치유 반응이 억제된 몸은 치유 기회를 잃고 만다. 그 결과 병의 상태가 나빠져 약의 양을 더욱 늘리는 악순환이 시작된다. 즉 소염진통제를 사용하면 할수록 통증이 심해지는 악순환이 환자를 기다리고 있는 것이다.

붙이는 소염진통제 애용자는 악순환에 빠진 피해자일 뿐이다. 진통제가 든 습포제는 2시간 이상은 붙이지 않도록 유의해야 한다. 그러므로 붙이는 소염진통제를 잘 때 붙이는 것은 최악이다.

## 스테로이드, 강력한 항염 작용을 가진 독성 물질

진통제의 강한 부작용보다 더 무서운 물질이 있으니, 그것은 바로 스테로이드(steroid)다. 이 약물은 염증을 제거하는 작용이 강해서 스테로이드 소염제(消炎劑)라고도 부른다. 스테로이드제는 강력한 항염 작용이 있어 각종 통증이나 알레르기에 사용된다. 독성 물질로 분류될 만큼 강력한 약 성분 때문에 효과가 즉시 나타나 '마법의 약'이라 불리기도 한다.

다른 치료법으로 효과가 없을 경우 제한적으로 사용하며 다른 치료법이 있으면 사용하지 않는 것이 원칙이다. 복용을 멈출 시 증상이 심해지는 리바운드 현상, 면역 기능 저하, 체중 증가 등의 부작용이 심각하기 때문이다. 하지만 실제 의료 현장에서는 진통제만큼이나 흔하게 쓰인다. 염증은 침입한 세균을 과립구가 활성산소로 죽이는 상태다. 활성산소의 불꽃은 자신의 조직까지도 공격하며, 세포를 산화시킨다. 그래서 염증이 생긴 부위는 아프다. 그런데 스테로이드제는 활성산소를 무독화시키는 작용이 있으며, 모든 세포의 산화 반응을 한순간에 막는다.

구급 상황으로 일각을 다툴 때는 스테로이드제가 필요한 경우도 분명히 있다. 중증 화상이 피부 조직을 파괴하여 생명이 위험할 때, 말벌에 쏘여 쇼크로 호흡이 멈췄을 때, 옻닭을 먹고 온몸에 옻이 올랐을 때 등과 같은 응급 상황에서는 스테로이드제가 기적의 약으로 눈부신 위력을 발휘한다.

하지만 어디까지나 구급 의료용 의약품이기 때문에 만성질환에 사용하는 경우는 사정이 다르다. 그럼에도 불구하고 우리나라 의료 현장에서는 스테로이드제를 만성질환에도 남용하는 일이 많다. 아토피성 피부염,

궤양성 대장염, 만성 관절 류머티즘을 비롯한 교원병, 크론병 등에 스테로이드제를 투여하는 것은 난치병을 만드는 원인이다. 이러한 병에 스테로이드제를 사용하기 시작하면 처음에는 조직의 염증을 제거하는 치료제로 작용하지만, 어느 순간부터 조직을 파괴하는 약으로 변해간다. 스테로이드제를 계속 사용하면 서서히 몸에 축적되어 머지않아 산화 콜레스테롤로 변하고 주변의 조직을 산화하여 새로운 피부염을 일으킨다.

스테로이드제를 일상적으로 사용하면 병이 심해지고 치료하기 힘들 뿐 아니라, 교감신경을 긴장 상태로 만들어 수많은 새로운 병이 추가된다. 환자가 스테로이드제 지옥에서 탈출하려면 사용을 중지하는 수밖에 없다. 그러나 사용 기간이 긴 사람은 약을 중지하면 증상이 심해지는 리바운드 현상이 강하게 발생해, 환자가 혼자서 실행하면 위험을 수반한다. 그 정도로 스테로이드제는 무서운 약이다.

## 아토피 피부염은 약으로는 원인을 해결할 수 없어

아토피(atopy)는 피부가 두꺼워지면서 거칠어지고 몹시 가려운 증상을 나타내는 만성 피부염이다. 이 아토피의 가장 큰 원인은 고기, 기름, 우유, 설탕, 과식 등 일상적으로 섭취하는 음식물에 의한 체질 악화다. 그 밖의 원인으로는 유독 화학물질로 인한 새집증후군과 반복되는 정신적 스트레스에 의한 교감신경의 긴장 등을 꼽을 수 있다.

예전에 난치성 아토피 환자에게는 스테로이드 연고가 표준 치료였다. 처음에 스테로이드제를 바르면 피부가 놀랍도록 깨끗해진다. 그러나 일상적으로 사용하면 상황이 변하여 속속 부작용이 늘어난다. 바르는 스테로이드제의 다양한 부작용이 보고되자 의사는 외용약보다 효과가 더 강한 먹는 스테로이드제를 처방했다. 당연히 환자는 더 심한 스테로이드 부작용에 시달리게 되었다.

아토피 치료 약 중에는 사람의 면역력을 방해하는 면역억제제가 있다. 이 약은 인체의 면역 반응에 관련된 T림프구에 작용하여 이상 반응을 억제한다. 즉 가려움의 원인인 히스타민 분비를 억제하는 구조다. 장기 이식 후에 일어나는 거부 반응을 억제하는 면역억제제로 사용되었던 약이 2008년에 일본에서는 아토피 치료용으로 승인받았다. 특히 부작용이 강한 난치성 중독 아토피에만 적용하므로 그만큼 그 부작용도 강하다.

일반적으로 아토피를 비롯한 피부 알레르기는 동물성 단백질 섭취 증가, 과식, 환경오염과 밀접한 관련이 있다. 이른바 사회가 발전하고 식생활이 개선되면서 아토피 환자가 갈수록 늘어나는 것도 이 때문이다. 아주 심한 아토피 환자라도 공기가 맑은 휴양지에서 식단을 조절하고 편안히 쉬면 어느 정도 개선되는 것을 쉽게 확인할 수 있다.

## 점점 복용량을 늘려야 하는 수면제

향정신약은 중추신경(뇌)에 작용하여 정신의 기능에 영향을 미치는 약의 총칭이며, 크게 수면제와 항우울제로 나뉜다. 대부분은 벤조다이아제핀(benzodiazepine)[22] 계열의 약으로, 이 계열의 약은 내성과 중독성이 강하다.

전문가들은 불면증의 원인으로 ① 새집증후군에 의한 화학 오염, ②

전자파 피폭, ③ 콘크리트 건축의 냉 스트레스, ④ 설탕, 가공식품 등의 편식이나 과식으로 인한 저혈당증, ⑤ 인간관계의 긴장 등을 꼽고 있다. 하지만 의사도 환자도 원인에는 관심을 가지지 않은 채 단기적인 처방에만 의존하고 있다. 최근 코로나19의 장기화와 경기 침체 등으로 불면을 호소하는 사람이 늘어나면서 이러한 경향은 더욱 가속화되고 있다. 의사는 이들에게 수면제를 처방한다. 결국은 신경정신과에서 중독 환자를 대량 생산하고 있는 셈이다.

수면제에 중독되면 약 기운이 다 떨어졌을 때 금단 증상에 시달리며, 점점 복용량이 늘어나는 악순환에 빠진다. 술과 함께 먹은 후 갑자기 자살하기도 하며, 약이 뇌에 계속 작용하면 갑자기 큰 어둠에 끌려 들어가는 느낌에 휩싸인다고 한다. 이렇게 약의 부작용에도 불구하고 이 약의 남용은 그 끝을 모르게 이어지고 있다. 우리나라에서 프로포폴이라는 수면유도제를 부유층이나 연예인들이 마약처럼 오남용해 계속 문제를 일으키고 있으며, 일본에서도 수면유도제 오남용으로 많은 사건이 일어났다.

한 수면제의 사용주의서에, 해당 수면제를 다음과 같은 증상에 사용하라고 적혀 있다. "스트레스가 많아서 잠을 잘 수가 없다. 피곤한데 신경이 흥분하여 잠을 이루지 못한다. 걱정거리가 있어 한밤중에 잠이 깬다. 불규칙한 생활로 수면 리듬에 이상이 생겨 잠을 이루지 못한다." 그런데 재밌는 점은 동일한 사용주의서에 "불면증인 사람은 먹지 말라"는 문구가 함께 적혀 있다는 것이다. 도대체 이게 무슨 말인가? 사용해도 괜찮은 증상으로 나열한 것이 바로 불면증의 증상 아닌가?

---

22. 불안증을 치료하기 위해 흔히 사용되는 화학 약물로 진정 작용과 근육 이완 작용이 있다.

사람은 왜 불면증에 걸리는 걸까? 뇌의 말단에서 히스타민이라는 흥분 물질을 방출한다. 그러면 뇌의 신경세포가 흥분하여 잠을 자지 못한다. 신경세포에서 히스타민이 방출되는 것은 자연스러운 생리 현상이다. 수면제는 그것을 항히스타민제라는 화학 물질의 독성 작용으로 방해하는 것이다. 히스타민은 가려움, 부기 등 알레르기의 원인 물질이기도 해서 알레르기 치료에 항히스타민제를 투여하는 것이 표준 치료법으로 정착돼 있다. 이같은 항히스타민제를 불면증 치료에까지 사용하는 경우도 있다.

## 항우울제는 자살, 폭력 행위의 원인

한국에서 자살로 사망하는 사람은 2019년 1만 3,799명으로 10만 명당 31명에 달한다. 일본은 매년 3만 명 이상이 자살하여 선진국 중에서도 손꼽히는 자살 대국이다. 자살자의 대부분은 우울 상태에서 죽음을 선택한다. 그래서 자살 방지는 우울증 치료의 핵심이라 할 수 있다.

그런데 일본에서 가장 많이 팔리는 항우울제인 '팍실'[23]의 첨부 문서를 살펴보면 부작용 란에 '죽고 싶은 마음을 강하게 만든다'라는 내용이 있어, 읽는 사람을 어이없게 만든다. 항우울제의 부작용은 이뿐만이 아니다. 불안, 불면, 초조, 착란, 환각, 빠른 맥, 경련, 구토, 설사, 백혈구 감소, 간 장애, 신장 장애 등 다 열거하지 못할 정도로 많이 있

---

23. 1992년 영국에서 나온 파록세틴(Paroxetine)의 일본 상표명이다. 파록세틴은 우울증, 강박 장애, 공황 장애, 사회 공포증 등에 사용되는 항우울제다. 우리나라에서도 팍세틸(현대약품)과 파록스(명인제약) 등 동일 성분의 복제약이 나온 바 있다. 항우울제 중에서는 비교적 부작용과 독성이 덜한 것이라고 한다.

다. 건강한 사람이라도 이 약을 먹으면 정신 상태가 이상해질 것이다. 이런 약을 어떻게 항우울제라는 이름으로 팔 수 있단 말인가?

일본 후생노동성은 최근 항우울제의 첨부 문서를 개정하면서 "남에게 폭력을 행사하는 가해 행위를 초래할 부작용이 있다"고 명시했다. 여기서 떠올릴 수 있는 것은 이른바 '묻지 마 사건'이다. 일본에서는 이를 거리의 악마라는 뜻으로 '도리마(通り魔)'라고 부른다. 2008년 8월 일본 도쿄 아키하바라 중심가에서 20대 청년이 등산용 칼로 길가는 행인들을 뒤쫓아 가며 7명을 죽이고 10명에게 중상을 입힌 사건이 발생했다. 우리나라에서는 2012년 11월 서울에서 조현병 치료를 받고 약물을 복용하던 39세 남성이 환청을 듣고 길 가던 사람을 살해하려 한 사건이 발생했다.

이유 없는 범죄가 갑자기 잦아지는 배경에는 향정신약에 의한 부작용이 존재한다고 보는 것이 합리적인 추론이다. 신경안정제는 반사회적 행동을 하도록 인간을 부추긴다. 배회, 자살 기도 등은 스스로에게 해를 끼치지만, 폭행, 기물 파손, 협박 등은 다른 사람을 위협한다.

불안, 이것은 뇌가 느끼는 것이다. 불안을 가볍게 한다는 것은 뇌의 기능을 약물로 조작하는 것이기 때문에 가능하다. 불안을 없애는 약으로 불안해진다면 참으로 이해가 안 되는 어처구니없는 이야기다. 약 30~40%의 환자에게는 효과가 있다는 제약사의 말은, 반대로 말하면 60~70%에는 효과가 없다는 이야기다. 그들에게는 불안, 초조, 분노 등의 부작용만 엄습해 오는 것이다.

이제 약을 끊고 싶어도 끊을 수 없다. 환자는 계속 복용을 해도 지옥, 물러나도 지옥이다. 중단 증후군이란 간단히 말하면 약물 금단 증상이다. 이런 식으로 환자는 중독환자로 양성되어 간다. 그리고 증상에 따른 다른 약물 처방, 즉 다제병용 처방으로 부작용은 더욱 심해져 간다.

## 위장약을 먹을수록 나빠지는 위장

"위장약을 먹을수록 위는 나빠진다"라고 일본의 의사 신야 히로미는 『병에 안 걸리고 사는 법』이라는 책에서 말한다. 100만 부를 돌파한 베스트셀러인 이 책에서 그는 "약은 모두 기본적으로 몸에 독이라는 사실을 기억하라"라고 강조한다.

위 질환을 고치기 위해 약을 처방받으면, 그 약에는 약 부작용을 줄이기 위한 위장약이 포함돼 있는 것이 현실이다. 일본의 의료비평가 후나세 슌스케는 그의 책에서 위장약의 부작용에 대해 이렇게 열거하고 있다.

"① 피부(발진, 발적, 가려움, 부기), ② 순환기(맥이 고르지 못하다), ③ 정신신경계(정신이 아찔해지는 느낌, 어린이의 경련), ④ 불쾌감(나른하다, 열이 난다, 목이 아프다 등), ⑤ 쇼크(가슴이 답답하고 얼굴이 창백하다, 손발이 차갑다, 식은땀이 난다, 숨이 차다), ⑥ 스티븐스 존슨 증후군(고열을 수반한 발진, 발적, 화상 상태의 물집), ⑦ 횡문근 융해증(손발이나 몸의 근육이 아프고 경직된다, 소변이 적갈색을 띤다), ⑧ 간 기능 장애(전신의 나른함, 황달), ⑨ 신장 기능 장애(전신의 부기, 혈뇨, 나른함 등), ⑩ 혈액 흐름 장애(목의 통증, 발열, 잇몸 출혈, 코피, 푸른 멍 등)."[24]

위산 분비는 정상적인 생리 반응인데, 이것을 강력히 억제한다는 것은 그 자체로 위산보다 강력한 독성을 지니고 있다고 봐야 한다. 그 독은 전신의 다양한 생리 활동도 억제하므로 당연히 부작용도 대단하다.

겨우 '위 통증, 가슴 쓰라림, 체함, 메스꺼움'을 고치기 위해서 이처럼 무서운 위험을 견딜 용기를 내야 할까? 왜냐하면, 위 통증, 가슴 쓰라림 등은 먹는 음식량을 줄이는 것만으로 거짓말처럼 금세 사라지기 때문이다. 세계적인 위장 전문의인 신야 히로미는 강한 제산제 복용은 이 밖에도 발기 부전, 정자 수 감소 등의 부작용이 있다고 주장한다.

암 환자는 암이 아니라
항암제 때문에 죽는다

사람들은 보통 암에 걸리면 이 암으로 인해 조만간 죽을 것이라고 생각한다. 하지만 놀랍게도 암 환자들은 암 때문에 죽지 않는다.

일본 오카야마대학 의학부에 따르면 사망한 암 환자의 80%는 암이 아니라 항암제, 방사선, 수술이라는 3대 암 치료의 부작용으로 사망했다고 한다. 또 의사들을 대상으로 "자신이 암에 걸렸을 경우 자신에게 항암제를 투여할 것인가" 하는 설문조사를 하자 272명의 응답자 중 270명이 단호하게 거부했다는 자료도 있다. 그런데도 의사들은 암 환자에게는 태연하게 항암제를 투여한다.

"항암제를 많이 투여한 그룹일수록 빨리 죽는다." 이것은 미국 동부의 20개 대학 의료기관이 참가한 역사상 유례가 없는 항암제 효능 판정 연구의 결론이다. 미국 국립암연구소의 데비타 소장은 미국 의회에서 "암의 화학 요법은 무력하며 암세포는 반항암제 유전자를 변화시켜 항암제 독성에 내성을 가진다"라는 충격적인 증언을 한 바 있다.

암 선고의 충격으로 환자의 면역력은 10분의 1로 급격히 감소한다.

---

24. 『약, 먹으면 안된다』 후나세 슌스케 지음, 강봉수 옮김, 중앙생활사, 2018.

아보 도오루 교수는 『면역 혁명』이라는 책에서 자율신경의 긴장이 면역력에 영향을 미친다는 이론을 전개하고 있다. 불안, 공포 등은 교감신경을 긴장시키는데, 이때 암과 싸우는 림프구 NK세포가 급격히 감소한다고 한다. 야마와키 우치토미의 『임상 정신 종양학』이라는 책에는 의사의 암 선고가 불안, 공포를 폭발시켜 암세포 증가의 최대 원인이 된다는 그래프가 실려 있다. 의사가 암을 진단하고 남은 생애를 알려주게 되면, 암과 싸우는 환자의 NK세포가 약 10분의 1로 급격히 감소하고 암은 10배 증가한다는 사실을 그 그래프는 보여준다.

암세포란 '잘못된 세포'를 말한다. 그러므로 건강한 사람에게도 암이 있는 게 당연하다. 갓난아기부터 노인에 이르기까지 인간에게는 누구나 매일 평균 5,000개나 되는 암세포가 생기고, 건강한 사람이라도 몸속에 수백만에서 수억 개의 암세포를 가지고 있지만, 걱정할 필요는 없다고 한다. NK세포라는 면역세포가 매일 암을 공격하며 해치우니 이 면역세포가 잘 활동할 수 있도록 우리 몸의 상태를 건강하게 유지하는 게 무엇보다 급선무다.

나카야마 다케시는 『암은 천천히 사라져간다』라는 책에서 암 체질이 암을 만들기 때문에 체질 자체를 바꾸지 않는 한 몸의 어떤 부위에서 암이 나타나도 당연하다고 말한다. 그는 이렇게 말한다. "암은 자연히 낫는 병이다. 암은 생활 습관으로 인한 것이기 때문에 식사의 개선, 마음의 개선, 운동, 냉증 방지로 악성 암이나 말기 암도 극복할 수 있다." 그는 사람의 생각이나 행동을 문제점으로 지적하며 암에 걸리기 쉬운 사람의 유형으로 부정적 사고를 하는 사람, 자기중심적인 사람, 싫은 이야기를 듣지 못하는 사람, 남의 탓으로 하고 싶어 하는 사람, 초조한 마음을 계속 가지는 사람 등을 예로 들고 있다.

정신력은 면역력과 직결된다. 우리 주변에서도 건강하던 사람이 건강검진을 통해 암 판정을 받고 급격히 몸과 마음이 쇠약해지는 사례를 어렵지 않게 찾아볼 수 있다. 후나세 슌스케는 이렇게 조언한다. "우선 껄껄 웃어 봐요. 3시간 웃었더니 NK세포가 6배로 늘었다는 기록도 있어요. 고기는 암의 먹이가 되니까 식사를 현미 채식으로 바꾸세요. 운동이나 목욕으로 몸을 따뜻하게 하세요. 웃고, 채식하고, 체온을 올리는 이 3가지만 열심히 해도 암은 사라집니다."[25]

## 혈액 순환 장애를 일으키는 혈압강하제

일본에서는 2000년의 고혈압 진단 기준이었던 수축기 혈압 180mmHg가 2004년에 140mmHg까지 하향 조정됐다. 4년 뒤인 2008년에는 또다시 130mmHg까지 내려갔다. 불과 몇 년 사이에 고혈압 진단 기준이 50mmHg나 내려간 것이다.

기준을 낮춘 범인은 일본 고혈압학회였다. 진단 기준을 낮추면 그만큼 고혈압 환자가 늘어나므로 혈압강하제의 판매액도 늘어난다. 진단 기준을 낮춘 이후로 일본에서는 고혈압 환자가 3,500만 명으로 급증했으며 일본인 3명 중 한 명이 고혈압 환자로 분류됐다. 고혈압 환자를 대폭 늘리고, 약물을 장기투여하기 위해 고혈압의 기준을 낮춘 고혈압학회의 배후에는 틀림없이 혈압강하제 제약사가 숨어 있을 것이라고 의료비평가 후나세 슌스케는 주장한다.

---

25. 『약, 먹으면 안된다』 후나세 슌스케 지음, 강봉수 옮김, 중앙생활사, 2018.

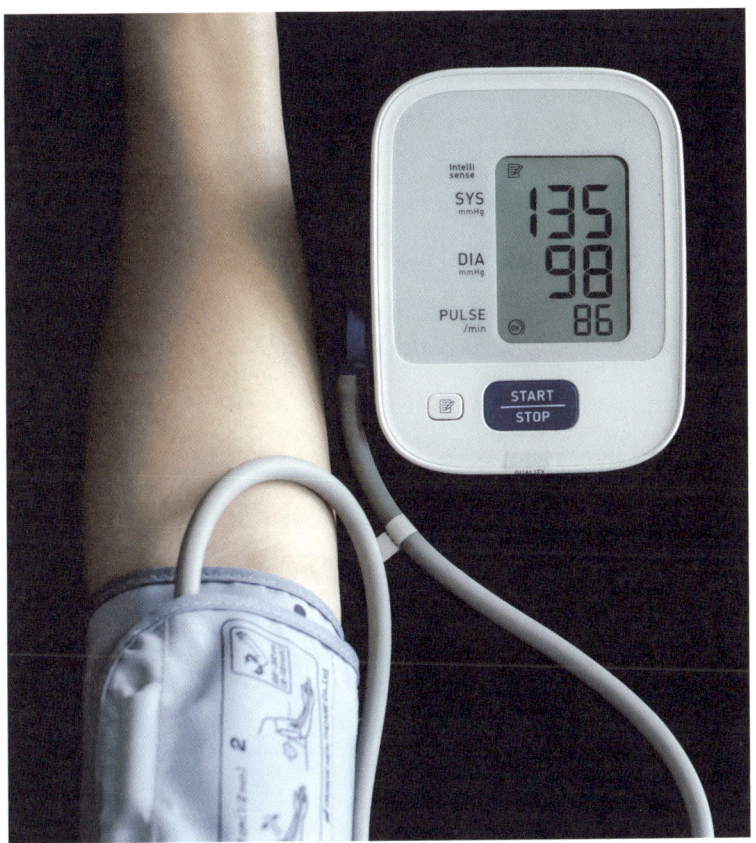

고혈압 진단 기준은 시기, 나라, 학회, 나이 등에 따라 조금씩 다르다. 대한의학회의 2018년 기준에 따르면 우리나라에서는 수축기 혈압 140mmHg 이상일 경우 고혈압으로 분류한다.

일본에서 가장 잘 팔리는 약은 혈압강하제이며, 70세 이상의 노인은 두 명 중 한 명이 이 약을 먹고 있다. 그러나 니가타대학원의 오카다 마사히코 교수는 "약으로 무리하게 혈압을 낮춰도 오래 살지 못한다"고 딱 잘라 말한다. 한 마디로 혈압강하제란 화학 물질의 독성 작용(toxic effect)으로 혈압이 내려가는 반응을 이용한 것이다. 그러나 혈압을 올리는 작용 인자는 많으며, 그 인자에는 칼슘, 앤지오텐신Ⅱ(angiotensinⅡ)[26], 염분, 아드레날린 등이 있다.

혈압강하제에 의한 약물 요법은 정상적인 생리 작용을 약물의 독성 작용으로 억제해서 혈압을 내리는 것이다. 약물 요법은 목적으로 하는 증상이 안정되더라도 부작용으로 다른 증상이 나타나기 마련이다. 그 부작용을 억제하기 위해 다른 약을 또 투여한다. 그러면 또 다른 부작용이 나타나는 식의 연쇄가 시작된다.

혈압강하제에 첨부된 문서를 보면, 많게는 54종류나 되는 부작용 증상이 나열되어 있다. 약물 요법은 부작용이 따르기 마련인데, 이것이 약물을 장기 투여하는 연쇄 반응의 시작이다. 우선 혈압강하제에서 벗어나야 한다. 다만 갑자기 끊으면 혈압이 올라갈 위험이 있으므로 조금씩 줄여서 탈이 없도록 하는 것이 중요하다.

혈압강하제를 사용하면 혈액이 도착해야 할 곳에 혈압강하제로 인해 혈액이 도착하지 않기 때문에 원래 약한 장기가 해를 입는다. 강압제는 혈압을 낮추기 위하여 혈류를 차단하는 방식이다. 그러다 보니 말초혈관까지 혈액이 전달되지 못하므로 그로 인하여 합병증이 올 수밖에 없는 구조. 아보 도오루 교수는 "혈압강하제가 가장 무서운 것

---

26. 혈압 수축 작용을 야기하는 특수한 기능의 물질이다. 앤지오텐시노겐이라는 간 생성 단백 물질인 앤지오텐시노겐, 콩팥 표면의 효소인 레닌, 폐 활동 생성 효소 등이 작용하여 만들어진다.

은 혈액 순환 장애로, 이것은 통증을 일으키고 마지막에는 발암의 원인으로 작용한다"[27]고 말한다. 고혈압 약을 먹는 것은 고혈압에 의한 뇌출혈이나 뇌경색 등의 사망 위험을 방지하기 위한 것이다. 그런데 고혈압 치료를 받은 사람은 받지 않은 사람보다 5배나 많이 사망한다.

우리나라에서 고혈압 환자에 처방되는 다국적 제약사의 한 혈압강하제 사용설명서의 주의사항에는 "임부에게 투여 시 태아 및 신생아에게 손상 및 사망까지 일어날 수 있다"고 적혀 있다. 기타 투여하지 말아야 할 사람은 '중증의 간 장애 환자, 간경화증 환자, 중증의 신 장애 환자, 당뇨병 환자' 등이며, 신중히 투여해야 할 사람에는 '고령자'가 포함돼 있다.

그럼에도 불구하고 우리 주변에는 당뇨병 환자가 고혈압 약을 같이 복용하는 경우가 많다. 고혈압 약을 일상적으로 먹는 고령자 중에 자신이 '신중히 투여해야 할 대상'이라는 걸 알고 있는 사람은 얼마나 될까?

## 억지로 콜레스테롤 수치를 낮추는 일의 위험성

세계에서 가장 잘 팔리는 약은 콜레스테롤 억제제이며, 세계의 제약사에게 콜레스테롤 시장은 매우 달콤한 시장이다. 맥도날드 같은 다국적 패스트푸드 체인이 전 세계 사람을 고기와 기름으로 절이고, 그 후엔 거대 제약사가 약물을 장기 투여한다. 의료비평가 후나세 슌스케는

---

27. 『약을 끊어야 병이 낫는다』 아보 도오루 지음, 조영렬 옮김, 부광, 2004.

『약, 먹으면 안된다』에서 이를 "실로 멋진 제휴 플레이이며, 식품 산업과 제약 산업의 유착이다"[28]라고 말한다.

일본 정부는 콜레스테롤이 높을수록 심혈관 질환으로 사망할 위험이 크다고 대사증후군 건강 검진 기준을 정해 콜레스테롤을 줄이도록 지도해 왔다. 콜레스테롤은 인체 세포의 막을 형성하는 지질의 한 종류로 생명에 필수적인 물질이다. 우리나라의 경우 일반적으로 이상적인 혈중 콜레스테롤 수치는 총콜레스테롤 200mg/dl 이하며, 240mg/dl 이상이면 고지혈증(고 콜레스테롤 혈증)으로 진단한다.

그렇지만 의사들의 연구 결과는 정반대다. 하마 로쿠로 박사는 이같은 콜레스테롤 기준치에 과학적 근거가 없다고 대사증후군 기준을 비판했다. 그는 "콜레스테롤 수치가 240~260mg/dl 이상일 경우 가장 오래 살고 약으로 낮추면 오히려 사망률이 높아진다"며 "대사증후군 기준에 속지 말라"고 호소한다. 그는 건강 조사 데이터를 근거로 "건강하게 장수하기 위해서는 콜레스테롤이 약간 높은 쪽이 좋다"고 말한다.

이밖에도 콜레스테롤을 인위적으로 낮추면 위험하다고 비판하는 의사들이 의외로 많다. 대기업의 사원 검진을 전문으로 담당한 스가노 유키노리 박사는 이렇게 주장한다. "그냥 두면 건강하고 활기차게 일을 할 수 있는 사원에게 고지혈증이라는 병명을 붙여 콜레스테롤 저하제를 투여한다. 그러면 기력이 달려 업무 능력이 떨어진다. 건강 검진에서 건강한 사원에게 고지혈증이라는 병명을 붙여 약에 찌든 폐인으로 만든다. 내가 투약을 중지하라고 조언했더니 콜레스테롤 수치가 150mg/dl에서 220mg/dl으로 올라가 기운을 회복하였다."

---

28. 『약, 먹으면 안된다』 후나세 슌스케 지음, 강봉수 옮김, 중앙생활사, 2018.

콜레스테롤은 혈당과 마찬가지로 인체에 꼭 필요한 생명 에너지원이다. 생체가 필요로 하는 콜레스테롤을 약의 독으로 부자연스럽게 낮추면 몸에 힘이 들어가지 않는 것이 당연하다. 심지어 젊은이가 콜레스테롤 억제제로 근육이 녹아 휠체어 생활을 하거나, 노인이 노환으로 드러눕는 등 부작용을 호소하는 사람이 잇달아 발생하고 있다고 후나세 슌스케는 그의 책에서 말한다.

### 당뇨약을 먹고 당뇨병을 치료한 사례가 있는가?

당뇨병은 혈액 속의 혈당치가 비정상적으로 높은 상태를 말하며, 가장 큰 원인은 과식과 스트레스다. 사람의 몸은 스트레스를 외부로부터의 공격이라고 인식한다. 그래서 몸은 반격 준비를 하며 근육에 에너지가 필요하므로 아드레날린을 분비하여 혈당치를 높인다. 따라서 스트레스도 당뇨병에 중요한 원인으로 작용한다.

우리나라에서는 8시간 금식 후 공복혈당이 126mg/dl 이상이거나 무작위 당 검사에서 200mg/dl 이상이면 당뇨병으로 진단한다. 과거에는 공복혈당이 140mg/dl 이상이어야 당뇨병으로 진단됐는데, 1996년부터 이 기준이 126mg/dl 이상으로 바뀌었다. 2002년부터는 '당뇨병 전단계'라는 기준이 도입되면서 '당뇨병 위험군'이라는 새로운 환자군이 만들어지기까지 했다.

당뇨병으로 진단되면 운동, 식이요법 등 생활 습관 교정 치료와 함께 약물 치료를 병행하게 되는데 이 가운데 매일 먹어야 되는 약물 치료가 문제다. 진단 기준이 하향 조정되고, 당뇨병 위험군까지 생기면서 자연스레 당뇨약 시장도 급격히 커지고 있다.

당뇨병 치료에 쓰이는 혈당강하제를 보면 독성(毒性) 작용으로 혈당치를 낮추는 것을 알 수 있다. 당연히 많은 부작용이 따르게 되며, 저혈당증에 이르게 된다. 저혈당증이란 혈당치가 극단적으로 내려간 상태를 말한다. 그 증상은 불안감, 허기, 두근거림, 빠른 맥박과 땀, 사물이 이중으로 보이는 복시, 경련, 혼수 등이다. 그리고 충동적 폭력과 같은 이상한 행동을 한다. 저혈당증이 있으면 갑자기 화가 치밀고 몹시 흥분한다. 따라서 혈당강하제를 투여하면 최종적으로 환자가 몹시 흥분하는 사례를 쉽게 찾아볼 수 있으며, 폭력이나 자살로 치닫는 경우도 있다.

당뇨약의 가장 큰 문제는 당뇨병을 치료하지 못하고 더 악화시킨다는 점이다. 약에 의존해 인슐린[29] 분비를 조절하다 보니 정작 췌장의 기능까지 떨어져서 나중에는 인슐린 주사를 맞게 되고, 결국에는 심각한 합병증에 시달리는 사람들이 많다. 당뇨약이 당뇨병을 치료하는 것이 아니라, 더 악화시키는 셈이다. 이를 의학적으로 '2차 무효'라고 한다.

당뇨약을 먹고 당뇨병이 치료됐다는 사람을 본 적이 있는가? 오히려 매일 복용하는 당뇨약을 점차 늘리다가 혈압까지 높아져서 혈압약을 추가로 처방받게 되는 일이 흔하다. 앞에서 살펴봤듯이 혈압약 주의 사항에는 투여하지 말아야 할 사람으로 '당뇨병 환자'를 명시하고 있다. 우리나라에서 당뇨병 치료제로 주로 사용되는 한 전문의약품의 사용설명서에는 "심한 유산산증 또는 저혈당을 일으킬 수 있으며, 이

---

29. 췌장의 베타세포에서 분비되는 호르몬 물질로 우리 몸속의 혈당을 일정하게 조절한다. 몸속의 혈당량이 높아지면 이 인슐린의 분비를 촉진하여 높아진 혈당량을 낮춘다. 췌장 이상으로 이 인슐린을 제대로 분비하지 못해 혈당이 올라가는 증상이 당뇨병 증상이다.

로 인한 사망 사례가 보고된 바 있다"는 문구가 적혀져 있다. 또 중증의 신 장애 환자와 심부전 환자, 간 기능 장애, 임부에게는 이 약을 투여하지 말라는 경고가 덧붙여져 있다.

현대의학에서 혈당이 높다고 해서 무조건 당뇨병으로 진단하는 것은 인체의 항상성을 고려하지 못한 처사다. 인체는 자연적으로 활동을 시작하는 아침에는 혈당이 올라가고 휴식을 취하는 저녁에는 혈당이 내려가는 특성을 갖고 있다. 혈당은 또 식사를 하면 올라갔다가 시간이 지나면서 서서히 내려가고, 겨울에는 올라가고, 나이가 들면서 올라간다. 체질에 따라 건강해도 혈당이 정상치보다 높은 사람도 있다.

공복 혈당이 조금 높다고 해서 무조건 의사가 처방하는 당뇨약을 복용해서는 안 되는 이유다. 약을 복용하기 전에 평소 나의 식습관과 생활 습관을 되돌아보고 개선책을 찾는 것이 급선무다. 혈당이 고민이라면 밀가루 음식, 튀긴 음식을 멀리하고 되도록 오후 6시 이후에는 아무 것도 먹지 않으면 혈당은 저절로 낮아진다. 여기에 적당한 운동까지 더해지면 더욱 좋다.

기억하자. 건강 검진에서 혈당이 높게 나와서 당뇨병 판정을 받고 약 복용을 시작하려 하는가. 140mg/dl인 당신의 혈당은 1996년 이전에는 '정상'이었다.

"약이 더 많은 병, 더 많은 약을 부른다!"
500만 명이 하루에 약 5개 이상 복용

　노년층의 과도한 약물 복용이 위험 수위에 이르렀다. 모든 약(藥)은 독(毒)이다. 효능과 함께 부작용을 갖게 마련이다. 약으로 병을 다스리려다가, 독으로 병을 악화시키게 된다. 노인들의 경우 진료를 받을 때마다 한꺼번에 3~4종류의 약을 처방받으니, 다제병용이 일반적이다. 국민건강보험공단에 따르면 노인 10명 중 5명이 하루에 5개 이상의 처방 약을 복용한다. 처방 약을 10개 이상 먹는 사람도 95만 명(2018년 기준)을 넘는다. 약의 개수가 많으면 동일한 효능의 약이 중복됐거나, 약물 간 상호 작용을 일으킬 약이 포함될 가능성이 높아 주의가 필요하다. 약이 늘면 이득보다 위험이 커지는 경우도 많다.

　대표적인 경우가 위장약이다. 위장약은 각기 다른 진료과 의사들에 의해 흔하게 중복 처방된다. 치과에서 치주염을 치료할 때도, 정형외과에서 관절염을 치료할 때도 위장약이 처방된다. 위장약은 위산 분비를 억제한다. 중복 처방으로 과도하게 섭취할 경우 장염과 폐렴의 위험이 높아진다.

　중국에서는 약물 오남용으로 연간 20만 명이 목숨을 잃는 것으로 조사됐다고 중국 신화망(新華網)이 2014년 국가식품약품감독관리총국 통계를 인용해 보도한 바 있다. 이는 중국의 연간 교통사고 사망자 수의 두 배에 이르는 숫자다.

　몸이 노화하면 생리적 변화로 소량의 약물에도 민감하게 반응하며, 덩달아 약 부작용이 증가한다. 간의 대사력과 신장 기능이 떨어져 그만큼 약물 부작용이 높아질 가능성이 많다. 오늘 내가 먹는 약이 과연 나의 건강을 지키는지, 아니면 해치는지, 스스로 뒤돌아보고 생각해 볼 필요가 있다.

　국민건강보험공단 자료에 따르면 5개 이상의 약을 복용하는 노인의 경우 같은 연령대에 비해 사망률이 25% 높아진다. 11개 이상의 약을 복용할 경우 사망률이 54%나 치솟는다. 이 때문에 보건복지부와 국민건강보험은 2020년 가을부터 "대한민국은 너무 많은 약을 먹고 있는"내용의 광고를 내보내기까지 하고 있다. 여러 종류의 약을 함께 복용하고 있다면 중복 처방 체크 등 전문가의 관리가 필요하다는 것이다. 이 광고에 따르면 약을 5개 이상 복용하는 사람은 2017년 434만 명에서 2019년에는 503만 명으로 늘어났다. 10개 이상 복용하는 사람은 같은 기간 78만 명에서 99만 명으로 증가했다.

복용 약물이 1-2개인 대조 환자군 대비 다제병용 환자군의 입원 및 사망 위험 증가율

| 구분 | 약물 개수 | 입원 위험 | 사망 위험 |
| --- | --- | --- | --- |
| 대조 환자군 | 1-2개 | 100 | 100 |
| 다제병용 환자군 | 3-4개 | 5% | 8% |
| | 5-6개 | 13% | 20% |
| | 7-8개 | 22% | 31% |
| | 9-10개 | 31% | 41% |
| | 11개 이상 | 45% | 54% |
| | 3개 이상 | 18% | 25% |

※ 국민건강보험공단, 〈다제약물 복용자의 약물 처방과 기저 질환 및 예후에 관한 연구〉, 2019년

# Part 4

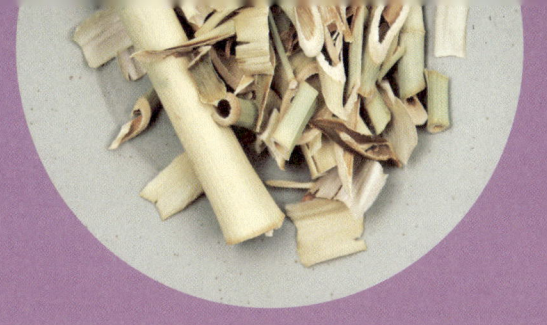

# 약에 대한 맹신에서
# 벗어나는 길

---

- 한번 더 주목해야 할
  우리 몸의 자연치유력
- 약이 면역 시스템을 무너뜨리지
  않도록 해야
- 생활습관병을 고치려면
  생활 습관을 고쳐야
- 백색 식품 없는 올바른 식사가
  무엇보다 중요해
- 소식(小食)은 항노화와
  장수의 비결

약에 대한 우리의 믿음은 마치 종교와도 같다. 하지만 거듭 말하거니와 약은 효과보다는 부작용이 더 큰 경우가 많다. 처음에는 병 때문에 약을 먹지만 나중에는 약 때문에 약을 먹는다. 그렇다면 어떻게 해야 할까?

우리는 우리의 몸이 가지고 있는 자연 치유의 힘을 지나치게 과소평가하는 반면, 약의 효과에 대해서는 지나치게 과대평가하고 있다. 이 점을 이성적으로 확실하게 인식할 필요가 있다. 당장의 고통으로 힘겨워하는 이들에게 이는 간단한 일이 아니라는 점을 이해한다. 견딜 수 없는 통증으로 고생하고 있는데 자연 치유의 힘을 믿으라니, 아무래도 한가한 소리로만 들릴 것이다. 또한 수많은 이들로부터 신뢰를 받는 의사와 제약사를 믿지 말라니, 또한 억지스럽게 여겨질 것이다. 하지만 스스로 치유하는 우리 몸의 자연치유력을 믿는 것이야말로, 가장 간단한 해결책임에 틀림없다.

한번 더 주목해야 할
우리 몸의 자연치유력

우리 몸은 하나의 세포 단위에서 전체로서의 몸에 이르기까지 총체적인 차원에서 항상성을 유지한다. 그렇기 때문에 대부분의 병은 예외적인 경우가 아니면 그냥 내버려 두어도 낫는다.

그런데 약은 우리 몸의 이러한 능력과는 무관한 원리를 가지고 있다. 약은 우리가 느끼는 당장의 통증이나 불편함이 생긴 특정 부분에 오로지 집중한다. 나머지 부분이야 어찌 되든 상관없다. 약의 목표는 오로지 당장의 통증이나 불편함을 없애는 것일 뿐이다. 하지만 우리

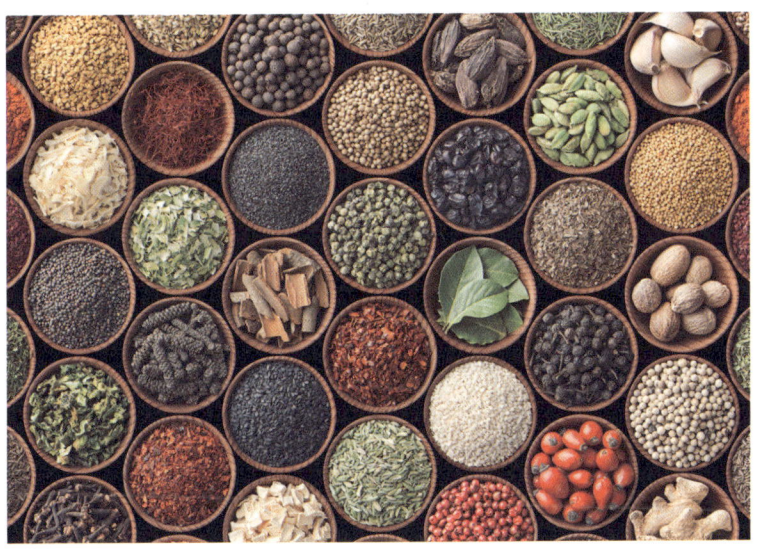

동양의학에서는 우리 몸의 자연치유력이 음식물과 같은 외부 요인과 조화를 이루며 우리 몸을 유지시켜 준다는 철학을 가지고 있다.

몸의 자연치유력은 이를 온몸이 함께 나서서 해결하고자 한다. 우리 몸의 조화와 균형을 고려하면서 병의 원인까지 없애고자 하는 것이다.

그렇다면 의사들은 왜 이처럼 약 처방에만 매달리는 것일까? 이는 의사들이 자연치유력에 대해 진지하게 생각하고 공부할 기회를 가지지 못했기 때문이다. 놀라운 일이지만 의과대학에서는 자연치유력을 배우지 않는다. 의과대학의 강좌 중에는 자연치유력에 관한 것이 존재하지 않는다. 『약, 먹으면 안 된다』에 따르면 그 이유를 묻는 후나세 슌스케에게 의학박사 모리시타 게이치는 이렇게 대답했다고 한다. "그거야 당연하죠. 환자를 그냥 내버려 둬도 자연히 낫는다고 가르쳐 보세요. 의사도 약국도 밥줄 끊겨요."[30]

서양 의학의 아버지로 일컬어지는 히포크라테스는 이미 2500년 전에 이렇게 말했다. "환자를 돕기 위해 섭생법(攝生法)을 처방할 것이며 우리의 병을 치유하는 것은 우리 몸 안에 있는 자연치유력이다." 인간은 태어날 때부터 몸속에 100명의 명의를 지니고 있다는 것이다. 환자를 치유하는 주체는 우리 몸이 이미 가지고 있는 자연치유력이며, 약은 자연치유력을 돕는 보조적 수단에 불과할 뿐이다. 이것은 영원불멸한 의학의 진리이자 왕도다.

약이 면역 시스템을
무너뜨리지 않도록 해야

우리 몸은 면역력의 힘으로 자신을 지킨다. 면역력은 병원체가 우리 몸 안으로 침입해 들어오려고 할 때 파수꾼처럼 경계경보를 울린다. 그리고 병원체의 존재를 인식하여 제거하며 항체를 만들어낸다. 외부의 이물질뿐만 아니라 자신의 몸속에서 비정상적인 이상 세포나 노폐물이 생겨날 경우에도 이를 제거한다.

이로써 면역력은 우리 몸의 세포를 건강하게 유지하고 신진대사를 활발하게 해서 결과적으로 신체 조직의 기능 저하와 병원체로 인한 감염을 막아준다. 면역력이 정상적으로 작동하면 스트레스에도 강해지고 바이러스성 전염병이나 알레르기성 질환에도 걸리지 않는다. 우리 몸의 면역력이 발휘되는 과정은 거대하고 복잡한 하나의 시스템과도 같다. 여러 인체 기관, 세포, 조절 물질 등이 복잡한 방식으로 면역 반응과 관련하여 자신의 역할을 수행한다. 신체 조직 중 면역 시스템과 관련이 없는 곳은 거의 없다.

피부와 점막 등은 일차적인 물리적 방어벽으로서 외부의 유해 물질이 우리 몸 안으로 침입하는 것을 막아 준다. 눈물이나 위산 같은 것도 마찬가지다. 눈물 속에 들어 있는 항균성 효소인 라이소자임은 세균의 세포벽에 들어 있는 다당류 등을 가수분해함으로써 감염을 막는 역할을 한다. 강한 산성을 띤 위산은 위로 들어온 음식물을 소독하여 음식을 상하지 않게 보관하고 음식과 함께 들어온 세균을 없앤다.

뭐니 뭐니 해도 면역 시스템의 주력 부대는 혈액일 것이다. 백혈구나 림프구와 같은 혈액 내의 면역 세포는 우리 몸에 침입한 병원체나 독소를 그때그때 제압함으로써 신체 조직의 기능을 유지한다. 대표적인 면역 세포인 호중성과립구(neutrophil granulocyte)는 혈류에서 가장 흔하게 발견되는 것으로 포식(捕食) 기능을 수행한다. 강한 운동성을 가지고 있어 감염 또는 염증이 발생한 조직으로 빠르게 이동하여

---

30. 『약, 먹으면 안된다』 후나세 슌스케 지음, 강봉수 옮김, 중앙생활사, 2018.

세균 따위를 잡아먹는다.

또한 백혈구의 한 유형인 대식세포(macrophage)는 몸의 모든 조직에 분포하며 외부의 이물질과 체내의 노폐물 등을 제거한다. 호중성과립구가 미처 처리하지 못한 것까지 제거하며 항원 제시 기능을 갖추고 있다. 면역과 관련된 정보를 림프구 등에 알리는 역할을 하는 것이다. B세포, T세포, NK세포 등의 림프구는 항체를 만들고 우리의 신체 조직과 이물질을 구분하며, 감염된 세포나 종양 세포를 직접 공격해 없애는 일을 한다.

말할 것도 없이 여기서 설명하는 내용은 개략적인 것일 뿐이다. 면역 시스템의 구성이나 작용은 우리의 상상을 넘어선다. 앞서 언급한 호중성과립구의 경우 우리 몸의 혈액 1리터당 약 50억 개나 존재한다. NK세포의 경우는 우리 몸에 1억 개가 존재한다. 50억 개가 얼마나 많은지, 1억 개가 얼마나 많은지는 그저 '아주 많다'는 정도로만 가늠할 수 있다.

## 생활습관병을 고치려면 생활 습관을 고쳐야

세균이나 바이러스 등으로 인한 감염성 질환, 부모로부터 물려받은 유전성 질환의 일부는 뜻하지 않은 순간 우리를 곤경에 빠뜨릴 수 있다. 그렇지만 이러한 경우를 제외하면 우리를 괴롭히는 대부분의 병은 오래도록 반복된 우리 자신의 어떤 행동으로 인해 생긴다. 그래서 이를 '생활습관병'이라고 부르기도 한다. 이 병이 잘못된 생활 습관으로부터 비롯되었다는 점을 강조한 말이다.

예를 들면 오랜 음주 습관을 가지고 있는 사람은 이 습관의 결과로 알코올성 간질환에 걸리기 쉽다. 우리가 술을 마시면 위와 소장이 알코올을 흡수하여 혈액을 통해 우리 몸의 여러 조직으로 보낸다. 그런데 이 혈중 알코올의 90% 이상을 처리하는 것이 간이다. 간세포에서 먼저 알코올을 아세트알데히드로 바꾼 후 이를 다시 물과 이산화탄소 형태로 분해하는 것이다. 그런데 문제는 이 과정에서 알코올이 다양한 경로로 간을 해친다는 것이다. 습관성 음주는 결국 지방간, 간염, 간경변증 등의 알코올성 간질환을 불러온다.[31]

오랜 흡연 습관이 폐암, 천식 등의 만성폐쇄성 폐질환을 불러오는 방식 또한 음주 습관이 알코올성 간질환을 불러오는 것과 크게 다르지 않다. 만성폐쇄성 폐질환은 흡연으로 인해 호흡할 때 가스를 교환하는 폐포를 비롯한 호흡 기관이 유해한 입자에 노출됨으로써 이상 증상이 발생한 것이다. 폐공기증으로 불리는 폐 조직의 만성적인 기류(공기 흐름) 불량 등이 나타나고 결국은 폐암으로까지 발전한다.

간질환의 원인이 음주인 것만도 아니고 폐질환의 원인이 흡연인 것만도 아니다. 하지만 오랜 음주나 흡연 습관이 알코올성 간질환이나 만성폐쇄성 폐질환으로 연결되는 이 이야기는 매우 전형적이다. 이 이야기는 오랫동안 쌓인 생활 습관이 어떻게 병이라는 결과를 낳는지를 알기 쉽게 설명해 준다. 그리고 숱한 생활습관병이 이와 같은 이야기 구조를 가지고 있다. 오랜 생활 습관과 병은 복잡한 인과 관계를 가지고 얽혀 있다.

고혈압, 당뇨병, 비만, 고지혈증, 동맥경화, 협심증, 심근경색, 뇌졸중 등은 대표적인 생활습관병이다. 우리들에게 사형 선고와도 같은 것으로 여겨지는 암 또한 사소한 생활 습관으로부터 생겨난 생활습관병

---

[31]. 습관적으로 술을 마시는 사람의 거의 대부분이 지방간을 가지고 있다. 그리고 35%는 간염을, 20%는 간경변증을 가지고 있는 것으로 알려져 있다.

의 하나로 여겨진다. 이렇게 열거해 놓고 보면 사실 생활습관병이 아닌 것이 거의 없을 정도다.

통계청 자료에 따르면 2019년 기준 우리나라 사람들의 10대 사망 원인 중에는 암, 심장 질환, 폐렴, 뇌혈관 질환, 당뇨병, 알츠하이머, 간질환, 만성하기도 질환, 고혈압성 질환, 사고 등이 들어가 있다. 요컨대 우리나라 사람의 80% 이상이 고혈압, 당뇨병, 암 등 생활습관병으로 죽는다는 것이다. 문제는 생활습관병은 우리가 알지 못하는 사이, 부지불식간에 다가온다는 점이다.

생활습관병의 원인으로 작용하는 잘못된 습관은 두 가지 측면에서 찾을 수 있다. 첫 번째는 우리 몸이 필요로 하는 것이 부족할 경우다. 충분한 수면과 휴식, 적절한 운동, 맑은 공기와 햇빛, 규칙적인 식사, 섬유소가 풍부한 음식, 원만한 인간관계, 긍정적인 마음가짐 등이 그것이다. 두 번째는 우리 몸이 필요로 하지 않는 해로운 것이 많을 경우다. 오랜 흡연, 지나친 음주, 식품첨가물로 범벅된 가공식품, 농약으로 재배한 농산물 등이 그것이다. 최근에는 플라스틱에 들어 있는 유해 물질, 화장품이나 세면용품 속의 독성 물질, 전자기기의 전자파와 빛, 과도한 스트레스, 불규칙한 식사와 수면 부족 등도 생활습관병의 원인으로 작용하고 있다.

생활습관병의 원인에 대해 이처럼 강조하는 것은 이것이 또한 약을 먹지 말아야 하는 이유이기 때문이다. 우리는 약을 먹을 때 이 약이 우리의 병을 치유해 줄 것이라고 안심한다. 하지만 병의 원인을 그대로 놔둔 채, 증상만을 없애는 약을 복용하는 것은 근본적인 치료와는 거리가 멀다. 병의 원인이 생활 습관이라면 그 해결책 또한 생활 습관을 변화시키는 것이어야 하기 때문이다.

우리는 이미 약이 우리의 병에 대한 근본적인 해결책이 될 수 없다는 사실을 분명하게 알고 있을지도 모른다. 다만 이를 애써 외면하려고 하고 있을 뿐이다. 우리는 이 점을 분명하게 인식해야 한다.

## 백색 식품 없는 올바른 식사가 무엇보다 중요해

인류는 잘못된 의료로 약물을 장기 투여하고 잘못된 식품으로 길들여졌다. 후나세 슌스케는 그의 책 후기에서 '풍요로운 식사가 만병의 근원'이라고 말한다. 잘못된 식사란 고열량, 고단백질, 고설탕, 고정백의 식품이다.

1977년 미국 상원에 제출된 '맥거번 보고서' 또한 이와 같은 내용을 담고 있다. 이 보고서는 미국인의 질병 원인을 파악하기 위한 것이었는데, 미국인의 질병은 잘못된 식생활에서 기인하는 식원병(食源病)이라는 결론을 내렸다. 보고서는 서문에서 "인류가 현재의 식생활 습관을 바꾸지 않으면 멸망할 것이다"라는 표현까지 사용했다. 그리고 백설탕, 소금, 밀가루, 백색 조미료, 흰쌀 등의 다섯 가지 백색 식품을 인류가 먹지 말아야 할 음식으로 꼽았다.

이 보고서를 맥거번 보고서라고 부르는 것은 당시 미국의 상원 의원 조지 맥거번(George McGovern)이 이 보고서 작업을 진두지휘했기 때문이다. 그리고 이 보고서 작업은 당대 최고의 학자 270명, 미국과 영국의 유명 연구소가 참여해 2년 동안 진행되었다. 하지만 이러한 정치적 지위와 학문적 권위는 식품업계와 의료업계의 막강한 힘을 능가하지는 못했다.

맥거번 보고서가 나오자 미국 식품업계는 큰 분노를 표시했으며 의료업계 또한 조지 맥거번과 보고서 작업 참여자들을 적으로 돌렸다. 식생활 습관을 바꾸고 음식 섭취량을 줄인다는 것은 곧 식품업계와 의료업계의 매출이 감소하는 것을 의미했기 때문이다. 업계 측은 조지 맥거번 반대 캠페인을 대대적으로 전개했다. 당시 민주당의 유력한 대통령 후보였던 조지 맥거번 의원은 이로 인해 정치 생명이 끊겼다. 미국인의 건강을 바란 유력 정치가는 그것을 바라지 않는 이권 세력에 의해 짓눌린 것이다.

우리의 병을 고치는 것은 약도 병원도 의사도 아니다. 그것은 올바른 음식과 마음과 몸이다. 우선은 올바른 식사를 해야 한다. 의성 히포크라테스는 또한 이렇게 말한 바 있다. "음식으로 고치지 못하는 병은 의사도 고치지 못한다."

## 소식(小食)은 항노화와 장수의 비결

올바른 식사란 도대체 무엇일까? 그것은 '차이나 연구'[32]를 통해서도 명백히 밝혀진 채식과 소식이다. 채식과 소식은 우리의 인생을 구함과 동시에 인류와 지구의 미래를 구하는 길이기도 하다.

미국에서의 다양한 연구 결과는 소식(小食)이 갖는 이점을 극적으로 보여준다. 미국 국립연구소 동물 실험에서 원숭이들을 15년간 관찰한 결과 평균량의 70% 정도만 먹은 원숭이 군은 배불리 먹은 원숭이 군보다

---

32. 미국과 중국이 공동으로 추진한 중국인, 유럽인, 미국인의 식사와 건강에 관한 대대적인 연구. 식품업계의 반발로 중단됐다.

사망률이 1/2 이하였다. 미국 남플로리다 대학과 일본 규슈대학의 합동 연구에 의하면 평균량의 60%만 먹은 쥐 군은 2년 이상 살았으며, 배불리 먹은 쥐 군은 1년 이내에 전부 죽었다. 캘리포니아 대학에서는 소식으로 키운 쥐 실험에서 4주 동안 9개의 DNA가 젊어지는 것을 관찰하였다.

이런 보고가 세계 각국에서 잇달아 나오고 있다. 항노화 분야에서는 '노화 방지를 위해서는 열량을 제한하는 것이 최선'이라는 것이 상식이다. 최근 연구에서 열량 감소가 노화 유전자의 작용을 멈추는 것을 확인했으며, 영향 흡수가 줄어들면 생명체는 살아남기 위해 노화 유전자를 봉인한다. 그래서 젊음이 유지되어 2배나 오래 산다.

반대로 말하면 과잉 영양 섭취는 노화를 촉진한다. 생리학적으로 인간의 수명은 약 125세라고 한다. '풍요로운' 식사 문화가 인간의 수명을 단축시키는 역설적인 상황이 벌어지고 있는 것이다. 현대의 질병은 대부분 과식이 원흉이다. 비만, 심장병, 뇌졸중, 고혈압, 당뇨병, 암, 아토피 등 예를 들면 끝이 없다. 야생동물에게는 이런 병이 존재하지 않는데, 그들은 생명 유지에 필요한 양 이상은 먹지 않기 때문이다.

소식으로 건강과 장수를 유지할 수 있으며, 단식에 치료 효과가 있는 것도 당연하다. 단식하면 세포 내에 쌓인 독소를 세포에서 몸 밖으로 배출하며, 이 독소 배출로 깨끗해진 세포는 젊어진다. 식사를 하지 않고, 가만히 휴식을 취하면, 소화기관은 온전히 쉬고 자연치유력이 최대한으로 작용한다. 이런 식으로 자연치유력은 더욱 향상되므로, 단식은 인체에 갖추어진 치유력을 최대한으로 끌어내는 가장 뛰어난 묘책이다.

단식이 무리인 사람에게는 반 단식을 권한다. 평소 식사의 50% 정도만 먹는 것으로 완전 단식에 비해 편하다. 이것도 힘든 사람은 주말 단식, 간헐적 단식부터 시작할 것을 권한다. 그것만으로도 몸의 독소 배출과 자연치유력 향상 효과는 놀랄 만큼 높아진다.

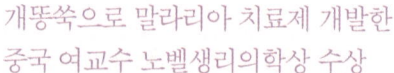
개똥쑥으로 말라리아 치료제 개발한
중국 여교수 노벨생리의학상 수상

지난 2015년 중국은 최초로 과학 분야 노벨상 수상 소식으로 들썩였다. 수상자는 투유유(屠呦呦, 당시 80세)라는 중국전통의학연구원, 우리나라로 치면 한의학연구원의 여교수였다. 투교수는 개똥쑥에서 말라리아 치료제 성분인 '아르테미시닌'을 추출해 동아시아, 아프리카 지역에서 매년 10만 명 이상의 목숨을 구한 공로를 인정받아 노벨 생리의학상을 수상했다. 노벨상위원회 측은 "지난 10년간 말라리아 사망률이 50%, 감염률이 40% 줄어든 데에 투 교수의 발견이 기여했다"고 밝혔다.

"중국에는 예로부터 소중하고 귀한 재산이 있지요." 투교수는 중국중앙CCTV와의 인터뷰에서 노벨 생리의학상 수상 소감을 이렇게 밝혔다. 그가 말한 소중하고 귀한 재산은 모택동 전 주석이 "소중한 보물창고"라고 말했던 중의학이다.

미국과 베트남의 전쟁이 한창이던 1967년 모택동은 동맹국인 북베트남에서 창궐하는 말라리아를 없앨 특효약을 연구하라고 지시했다. 미국도 베트남 전쟁 당시 베트남에 주둔한 미군 80만 명이 말라리아에 걸려 전투력을 잃었다. 미국은 엄청난 돈을 투입해 20만 종이 넘는 화학 물질을 뒤졌지만 효과적인 말라리아 치료제를 찾는 데 실패했다. 마찬가지로 말라리아로 골머리를 앓고 있던 베트남은 중국에 치료제를 찾아달라고 요청했고, 모택동의 지시를 받은 투교수가 연구 책임을 맡았다.

투교수는 중국 전통 의학 서적과 한의사들을 통해 개똥쑥이라는 식물이 말라리아 치료에 도움이 될 것으로 판단했다. 그러나 190번째 실험까지 실패했다. 그는 중국 전통 의학 서적을 다시 뒤적였다. 그러다가 1600년 전 동진 시대의 고서 『주후비급방(肘後備急方)』이라는 책에서 영감을 얻었다. "개똥쑥 한 줌을 2되의 물에다 우려 두었다가 즙을 짜서 마신다"는 구절을 보고 그는 개똥쑥을 물에 끓였던 기존 연구 방식에 결함이 있음을 알아챘다. 고온이 개똥쑥의 유효 성분을 파괴했던 것이다. 그는 비등점이 낮은 에테르를 이용해 191번째 실험을 다시 한 결과 개똥쑥의 유효 성분을 추출하고, 이 성분이 말라리아에 효과가 있음을 찾아냈다.

말라리아는 지금도 세계적으로 해마다 2억 명 가까이 걸리는 무서운 병이다. 그러나 개똥쑥에서 추출한 아르테미니신으로 치료를 하면 사망자를 20% 이상 줄인다. 아프리카에서만 해마다 10만 명 정도가 이 약품 덕분에 목숨을 건지고 있다.

사실 개똥쑥은 우리나라에서도 생약재로 널리 쓰이던 풀이다. 개똥처럼 흔히 볼 수 있다는 뜻과 함께 개똥이 있는 외진 곳에서 잘 자란다고 해서 개똥쑥이라는 이름이 붙은 것으로 알려져 있다. 한자로는 黃花蒿(황화호), 중국어로는 칭하오라고 일컫는 개똥쑥은 예로부터 약효가 뛰어나 설사, 피부 질환 등에 두루 쓰였다. 우리나라의 『동의보감』과 『향약집성방』에도 학질(말라리아)을 치료하는 청열(淸熱) 약으로 알려져 있다. 최근에는 미국 워싱턴대학 연구팀이 항암제보다 무려 1,200배나 높은 항암 효과가 있다는 연구 결과를 내놓은 뒤 요즘은 주변에서 보기 힘들어진 귀한 몸이 됐다.

투교수의 노벨생리의학상 수상을 거꾸로 생각해 보면 예전부터 약효가 알려진 개똥쑥만 잘 연구했더라도 우리나라 한의사, 한의대 교수가 노벨상을 받을 수 있었다는 얘기가 된다. 노경보차가 앞으로 더 널리 알려지고, 노경보차를 통해 건강을 회복하는 사람들이 전 세계적으로 많아져서 세계 의학계의 주목은 물론 우리나라에서도 과학 분야 노벨상을 받는 날이 하루빨리 오기를 기대한다.

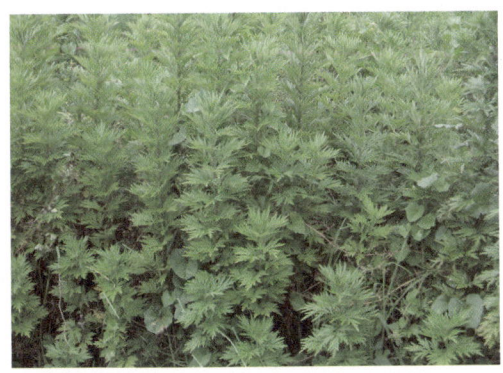

개똥쑥은 예로부터 설사, 피부 질환 등에 두루 쓰였다.
사진 | 오클랜드박물관(Auckland Museum)

Part 5

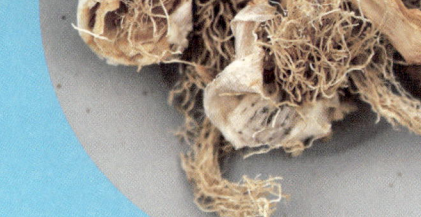

# 노경보차가 제시하는 해결책

---

- 현대의학이 고치지 못하는
  병에 대한 대안
- 약이 아니라 식물 섭취로
  병이 낫는 사례가 있다면
- 기계가 아니라 생명력 넘치는
  유기체로서의 몸
- 약과 음식은 같다는
  약식동원의 진리에 주목해야

이 책에서 나는 병원균으로 인한 질환이나 그 치료제에 관한 이야기는 언급을 자제했다. 내 연구 분야도 아닐뿐더러 병원균에 작용하는 항생제는 그 부작용에도 불구하고 현재 인류가 개발한 약 중에 다른 대안을 제시하기가 마땅치 않기 때문이다.

다만 항생제의 오남용이나 내성에 의한 부작용보다는 이를 받아들이는 우리 몸의 체질에 관한 내용과 그 체질 전환이나 강화에 대한 대안을 말하고자 함이다. 우리가 접하는 약 중 많은 약이 치료제가 아님에도 치료제로 오인하고 있거나, 진통제처럼 겉으로 드러난 증상을 완화할 뿐인데도 마치 원인을 제거하는 것으로 오해를 해서 생기는 부작용의 심각성을 말하는 것이다.

## 현대의학이 고치지 못하는 병에 대한 대안

서양의학과 달리 자연치유력을 앞세우는 한의학계에서는 허준이 지은 『동의보감』을 전가의 보도처럼 내세우는 경우를 종종 본다. 하지만 400여 년 전에 지어진 이 책에서 말하는 사람의 체질과 현대인의 체질은 같을 수가 없다.

허준이 살았던 조선시대에는 사람들이 고기를 못 먹어 병에 걸렸지만, 지금은 고기를 많이 먹어 병에 걸린다. 눈을 뜨면서부터 잠자리에 들기까지, 아니 잠을 자면서도 우리 몸에 영향을 미치는 각종 화학 물질은 우리 세포에 씻지 못할 생채기를 안겨주고 있다. 물론 조선시대에는 이러한 화학 물질이 없었다.

"음식으로 고치지 못하는 병은 의사도 고치지 못한다"는 의성 히포

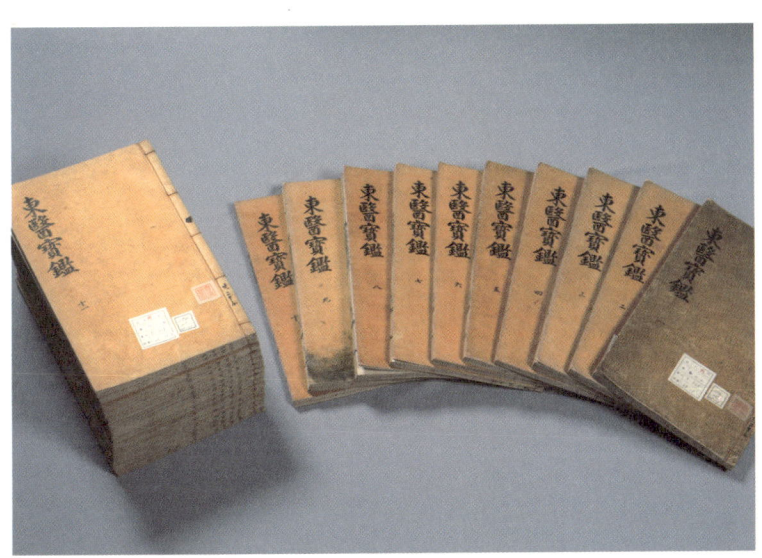

『동의보감』은 허준(許浚)이 선조의 명을 받아 편찬에 들어가 광해군 때인 1610년 완성한 의학 서적이다. 조선과 중국에 유통되던 의서와 허준의 임상 경험을 통한 치료법을 엮어 놓았다. 우리나라 사람이 찬술한 의서 중 최고라는 평가를 받고 있다. 1700년대에는 중국과 일본에서도 동양의학의 필독서로 여겨졌다. 우리나라의 국보 제319호로 지정돼 있으며, 2009년에는 유네스코 세계기록문화유산에 등재됐다. 사진 | 한국학중앙연구원

크라테스의 말을 다시 거론하지 않더라도 현대인의 음식은 너무 많이 변했다. 현대인, 특히 젊은이들은 자연식보다는 공장에서 생산된 음식을 많이 먹는다. 공장 제조 식품은 유통 과정에서 변질을 막고, 또 사람의 기호에 맞추기 위하여 여러 가지 인위적인 첨가물이 들어갈 수밖에 없는 실정이다.

이런 현실을 심각하게 받아들이고 패스트푸드 대신 슬로푸드(slow food), 로컬푸드(local food)를 이용하자는 캠페인도 일어나고 있다. 하지만 일인 가구와 맞벌이 가정의 증가 등으로 공장 제조 식품의 종류와 매출은 나날이 증가하고 있으며, 이런 대세를 거스를 수 없는 역부족을 절감할 뿐이다.

나는 이런 사정을 감안하여 새로운 대체요법을 주장하며, 현 제도의 시정을 요구하는 1인 시위도 불사하면서까지 관계 당국에 꾸준히 제도 개선을 요구하였지만, 양의사와 한의사, 약사 등 기득권의 시스템으로 구성된 보건복지부는 요지부동이다. 한의학계는 제도권으로 들어오기 위하여 수십 년간을 양의학 측과 다툼을 벌여 왔으며, 지금도 여러 분야에서 의료 시장을 놓고 다툼이 이어지고 있다. 그러나 이제는 한의학도 기득권이 되어 나와 의견 대립이 일어나는 것을 보면, 그들이 양의학과 다툴 때의 모습이 겹쳐져서 씁쓸한 느낌을 지울 수 없다.

이제는 현대의학에서 처리할 수 있는 분야와 처리할 수 없는 분야의 조정이 필요한 때라고 생각한다. 현대의학으로 치료하지도 못하면서 환자를 마치 볼모처럼 붙잡고 환자의 고통은 아랑곳하지 않는 그들의 행태는 이미 의료인이 아니며, 단지 밥그릇을 놓치기 싫어하는 장사꾼에 지나지 않는다는 생각이 들기 때문이다. 따라서 의료법이나 약사법, 식품위생법도 그들만의 리그를 위한 법이 아니라 고통받는 환자를 위한 법으로 바꾸어야 한다고 나는 생각한다.

## 약이 아니라 식물 섭취로 병이 낫는 사례가 있다면

의사들은 스스로 20~30% 밖에 병을 못 고쳐 준다고 말한다. 그러나 20~30%도 후하게 봐준 것 아닐까? 외과적 수술과 처치를 제외하면 약으로 병을 치료하는 것은 얼마나 될까?

비염, 천식, 만성 기침, 전립선 질환, 고혈압, 당뇨병, 불면증 등으로 진단을 받은 환자 중에 약을 먹어서 치료되는 경우는 거의 없다고 봐야 한다. 이러한 질병으로 고생하는 환자들도 하루아침에 진단을 받은 것이 아니고 평소에 이 병원, 저 병원 전전하고 온갖 검사를 받은 끝에 마지막 단계에서 진단받는 경우가 대부분이다. 약으로 치료가 되었다면 환자들의 수는 줄어야 하지만 환자가 계속 늘어나는 현실은 무엇을 말할까? 그것은 약으로는 이 같은 병들이 치료가 안 된다는 말에 다름 아닐 것이다.

주변을 둘러보면 어렵게 치료가 되었다는 환자들도 약으로 나은 게 아니라 운동이나 음식, 어떤 식물을 먹고 치료된 사람들을 많이 볼 수 있다. 예를 들면 비염 환자를 보면 약으로 치료되었다는 말보다는 식물인 느릅나무 뿌리의 껍질, 작두콩 등을 먹고 증세가 나아졌다는 식이다. 위염의 경우도 약을 먹어도 치료되지 않다가 양배추, 느릅나무 뿌리의 껍질 등과 같은 민간요법으로 고통에서 벗어난 사람들이 많다.

약으로 치료되는 질병은 대상포진, 결핵처럼 일정 기간 안에 치료되는 질병을 말한다. 당뇨약, 혈압약, 신경통이나 관절염 등에 먹는 진통제, 비염이나 아토피에 처방되는 항히스타민제처럼 복용하면 일시적으로 호전되었다가 다시 증상이 반복되는 약들은 치료제라고 볼 수 없다.

현대의학이 치료할 수 있는 병보다 치료할 수 없는 병이 더 많다는 것은, 놀랍게도 분명한 사실이다. 각종 암 환자들은 해마다 꾸준히 늘어나고 있으며, 그 이유는 생활 습관, 식생활, 환경 등 다양하다. 내가 보기에는 약 부작용도 그중 하나다.

## 기계가 아니라 생명력 넘치는 유기체로서의 몸

약은 우리 몸을 전체적으로 통합된 하나의 체계로 보지 않는다. 약은 우리 몸을 여러 부위로 쪼개진 부품처럼 본다. 우리 몸의 병증에 대해서 해당 병증 자체에만 집중하고 오로지 이 병증만을 해결하고자 하는 것이다. 병의 원인은 다른 곳에 있는데 병의 증상이 나타나는 부위만을 살피는 것이다.

고혈압이나 당뇨병 같은 만성질환은 대부분 근본적인 원인 규명이 어렵다. 그래서 약은 이 병의 완치보다는 증상의 심화나 합병증 방지를 치료의 목표로 삼는다. 무슨 이유일까? 정말 고혈압이나 당뇨병은 고칠 수 없는 병일까? 혹 이 병의 원인인 생활 습관이나 음식을 젖혀 두고 몸에 나타나는 병증에만 집중하기 때문에 그런 것은 아닐까? 즐겨 먹는 음식이나 생활 습관을 변화시킴으로써 병을 낫게 할 수는 없을까?

약은 간 등의 장기에 악영향을 미친다. 거의 모든 약물은 우리 몸속으로 들어오면 간을 거쳐 간다. 이 과정에서 간의 해독 기능을 직접적으로 방해할 수 있다. 약 복용 설명서에 흔히 기술되어 있는 구토, 어지럼증, 두통 등과 같은 일반적인 부작용은 간 기능의 약화와 관련이 있다. 약은 또 내성을 가지고 있다. 약을 먹어도 더 이상 효과가 나타나지 않는다는 뜻이다. 약을 먹어도 몸이 처음 약을 먹었을 때와 같은 효과를 나타내지 않는 일이 벌어진다. 이 때문에 약의 함량과 종류가 갈수록 늘어나는 악순환을 겪게 된다.

약은 최종적으로 우리 몸을 매우 의존적인 상태로 만들어 놓는다. 우리 몸의 생명력 넘치는 역동성을 심각하게 줄여놓는 것이다. 조금만 기다려 주었더라면 우리 몸이 스스로 해결할 수 있을 일을 굳이 약에 맡겨 놓음으로써 우리 몸의 문제 해결력이 떨어지고 만다. 이는 우리 몸에 직접 손상을 가하는 것 이상으로 무서운 부작용이다.

이뿐만이 아니다. 약은 우리들의 몸이 개인마다 전부 다르다는 점을 고려하지 않는다. 우리들은 성별, 나이, 몸무게, 식생활, 유전 등은 물론 노동 조건, 거주 지역의 환경 등에 따라 각자 너무나도 다른 조건을 가지고 있다. 거의 유사한 조건을 가진 사람들조차 각자의 몸이 나타내는 특성은 다 다르다. 백이면 백 다 다르다. 그런데도 약은 이러한 조건을 무시한다.

그러나 문제점은 비염, 기침, 천식, 전립선 질환, 고혈압, 당뇨병, 불면증, 위 질환, 대장 질환, 통풍 등 이런 질병은 약으로도 치료가 잘 안 된다는 것이다. 치료가 안 되는 것은 고사하고 약의 부작용과 합병증으로 고통받는 환자들이 늘어나고 있다는 데 문제의 심각성이 있다. 약으로 치료가 된다면 고통받는 환자는 줄어야겠지만, 환자가 늘어나는 것을 보면 약에 대한 문제점을 쉽게 이해할 수 있다. 이러다 보니 약의 부작용을 알게 된 사람들은 약보다는 자연 치유나 대체의학으로 치료받기를 원하고 있으며, 그런 사람이 늘어나는 추세다.

선진국에서는 대체의학에 많은 연구비를 지원하고 있지만, 우리나라에서는 신약 개발이라는 명분 아래 제약 산업에는 정부에서 엄청난 지원을 하지만 천연자원을 활용한 건강식품 개발에는 관심이 없다. 정부에서 일하는 관련 공무원들이 의사나 약사 출신이다 보니 이러한 훌륭한 천연자원에는 관심도 없고, 또 잘 알지도 못하니 어떻게 보면 당연한 일일 것이다.

### 약과 음식은 같다는 약식동원의 진리에 주목해야

사람은 유전적으로 초식동물에 가깝다. 육식동물은 고기가 장에서 부패되지 않도록 빨리 빼내기 위해 장 길이가 2m 정도로 짧고, 초식동물은 풀을 오랫동안 발효, 분해시키기 위해 장 길이가 12m 정도로 긴 구조를 갖고 있다. 그런데 사람의 장 길이는 8m 정도로 육식동물보다는 초식동물에 가깝다. 사람의 치아 28개 중 송곳니 4개를 제외한 24개도 풀이나 나뭇잎을 먹는 데 유리하다.

그러므로 사람은 동물성 음식보다는 섬유질이 풍부한 음식을 많이 섭취해야 한다. 음식이 장에 머무르는 시간이 길다 보면 장에 독소가 생길 수밖에 없기 때문이다. 하지만 산업의 발전과 소득 증가, 서구 식생활 유입 등 여러 가지 이유로 음식 문화는 바람직하지 않은 방향으로 변화가 이뤄졌다. 우리의 주식이 식물성이 아닌 동물성 위주로 바뀌고, 음식 문화 또한 굽거나 튀기는 것이 많아지면서 농경 사회에서는 보기 어려웠던 이른바 '성인병'이 만연하게 됐다. 초식 동물인 소에게 비용 절감과 빠른 성장을 위해 육류를 사료로 먹인 결과, 소가 광우병이라는 무섭고도 희귀한 병에 걸린 것은 극단적인 사례라고 할 것이다.

음식 문화의 변화에 따라 질병이 다양해지고, 현대의학도 이에 맞서서 천연 재료가 아니라 화학 합성 물질을 이용해서 새로운 의약품을 개발할 수밖에 없게 됐다. 그러나 이런 의약품은 식품과 인체의 유기적 관계를 고려하지 않고, 질병에만 초점을 맞추어 화학 성분을 합성해서 개발된 것이 대부분이다. 그러다 보니 약의 장기 복용에 따른 부작용과 병균의 내성으로 인한 부작용이 발생하여 또 다른 장기를 파괴하는 악순환을 낳고 말았다. 당뇨병이나 고혈압처럼 평생 약을 복용해야 하는 경우가 많이 늘다 보니, 이에 따라 그 부작용도 만만치 않아졌다. 현대의학이 눈부시게 발달해도 생활 습관이나 음식이 근본 원인인 질병이나, 약의 부작용으로 생긴 질병은 치료가 잘 안 되는 이유가 여기에 있다.

약식동원(藥食同源)이라는 말이 있다. 약과 음식은 그 뿌리가 같다는 뜻이다. 음식으로 치료할 수 없는 병은 약으로도 치료할 수 없다는 것은 예전에도 지금도 변하지 않는 진리다.

> 제약사의 불법 리베이트로 판매 정지 처분을 받은
> 약도 약국 처방은 이루어진다

국내 굴지의 제약사들이 불법 리베이트 행위로 식품의약품안전처로부터 판매 정지 처분을 맞아도 일명 '물량 밀어내기'로 오히려 매출 상승효과를 본 것으로 드러났다. 이는 판매 중단 처분 전 이뤄지는 최대 14일간의 유예 기간을 악용해 가능했다.

국회 보건복지위원회 소속 강선우 더불어민주당 의원이 13일 식약처와 건강보험심사평가원으로부터 제출받은 '불법 리베이트 판매 정지 처분 이후 매출 증가율' 자료를 분석한 결과다. 불법 리베이트 행위가 드러나면 약사법에 따라 해당 약품을 일절 판매하지 못한다. 1차 적발 땐 3개월, 2차 땐 6개월로 늘어난다. 3차 적발 때는 해당 약품의 허가가 취소된다.

하지만 이런 처분에도 절대 제약사가 손해를 보는 구조가 아니라는 게 강 의원의 주장이다. 식약처는 판매 정지 처분이 이뤄지기 전 10~14일의 유예 기간을 준다고 한다. 문제는 이때 제약사들의 물량 밀어내기가 이뤄진다. 물론 매출이 잡힌다.

실제 M제약사의 경우 지난해 월평균 매출은 15억 3,000만 원으로 집계됐다. 하지만 유예 기간의 매출은 두 배를 웃도는 43억 6,000만 원에 달했다. 단순 비교하면, 매출이 185%나 올랐다. S제약사도 마찬가지다. 월평균 매출 2억 6,000만 원보다 유예 기간 때 매출이 9억 3,000만 원으로 더 높았다. P제약사도 사정은 다르지 않았다. 월평균 매출은 1억 7,000만 원인데 반해, 유예 기간 매출은 5억 6,000만 원으로 파악됐다.

지난해 불법 리베이트로 적발된 제약사는 8곳이다. 유예 기간 동안 월평균 매출의 평균 4배가량의 의약품이 물량 밀어내기로 팔렸다. 약품을 떠안은 도매상은 약국에 이를 넘긴다. 강 의원은 "행정 처분을 준비하는 기간에 버젓이 상당한 물량이 제약사에서 도매상으로 납품되고 있는 게 현실"이라고 말했다.

더욱이 판매 정지 처분을 받은 약품이 의사 처방을 거쳐 그대로 소비자에게 전달된다. 의사가 불법 리베이트 관련 약품 정보를 알 수 없어서다. 이에 M제약사의 문제 약품은 판매 정지 기간 동안 1,489만 4,262개가 처방됐다. 여기에 S사(230만 7,954개), P사(268만 8,415개) 등까지 더하면 적발된 8곳 제약사의 처방 약 개수는 2,764만 개 이상이다.

약사가 처방전을 보고 일일이 의사에게 알려줘야 하는 구조다. 하지만 처방전을 재발급하면, 그만큼 소비자 불편이 커진다. 약사 입장에서는 어쩔 수 없이 그냥 판매 중지 약을 판매할 때가 상당수라고 한다. 소비자 역시 리베이트 제약사 약품인지 확인할 수 있는 정보가 상당히 제한적이다.

자연히 판매 정지 처분의 효과가 떨어진다는 비판이 나온다. 강선우 의원은 "행정 처분은 국민의 건강을 지키고 불법 행위자를 처벌하는 방식이어야 한다"며 "하지만 법을 위반해 마땅히 처벌받아야 할 기업이 사실상 아무런 제재도 받지 않고 있다. 이러니 불법 리베이트가 근절되지 않는 것"이라고 덧붙였다.

〈중앙일보〉 2020년 10월 13일 기사 자료

한국제약바이오협회 기업윤리헌장 셋째 항목

> 우리(제약기업)는 사회가 요구하는 공정한 경쟁과 투명한 유통 질서 확립을 위해 의약품 유통 과정에서 모든 불법 부당 거래를 추방하고 보건의료전문가와 협력 관계 역시 높은 윤리 의식과 투명성에 기초해 유지 발전시켜 나간다.

※ 〈2021 CP 가이드북〉 166p

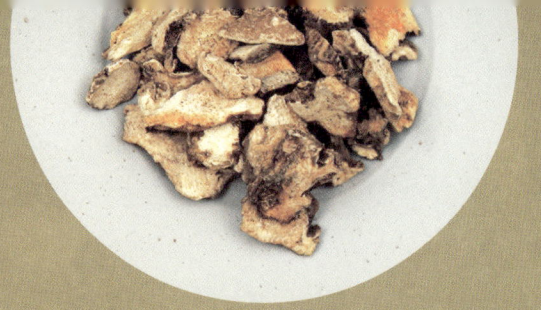

# Part 6

# 노경보차가 판단하는 병의 진짜 원인

- 비염의 원인은 대부분 장과 폐에 있다
- 천식과 만성 기침은 폐에 수분을 공급해 주어야
- 식단 조절이 필요한 아토피성 피부 질환
- 신장에 문제가 있을 때 나타나는 소변의 신호
- 전립선 질환, 방광염, 요실금 등의 진단을 받으면
- 위산이 적을 경우가 더 위험한 위 질환
- 체온 유지와 깊은 관련이 있는 대장 질환
- 통풍의 원인은 신장에 있는 것으로 봐야

비염, 기침, 천식, 피부 알레르기, 전립선 질환, 고혈압, 당뇨병, 불면증, 위 질환, 대장 질환, 통풍 등은 현대의학이 잘 고치지 못하는 병이다. 이 병들은 병원균과는 거리가 있는 병이기 때문에 병원균 제거를 중심으로 하는 현대의학이 힘을 쓰지 못하는 것이다. 그래서 나는 현대의학과는 다른 나의 관점으로 이 병들의 메커니즘을 설명하고자 한다.

## 비염의 원인은 대부분 장과 폐에 있다

국민 질병이라고 하는 비염(鼻炎)의 경우 그 원인을 진드기, 꽃가루, 미세먼지라고 하는 것은 내가 보기에 실로 어처구니없는 말이다.

이것은 비염의 원인을 알레르기 반응이라는 한 가지 이론에 몰아 넣고 찾으니 그런 말이 나오는 것이다. 진드기, 꽃가루, 미세먼지 등이 원인이라면 사람마다 차이는 있겠지만, 같은 공간에서 생활하는 부부나 가족은 다 비염이 있어야 할 것이다. 하지만 가족 전부가 비염을 앓고 있는 경우는 그리 많지 않다.

비염은 콧물이 난다거나 코가 가렵다거나 하는 단순한 증상의 질병이 아니다. 비염은 당사자에게 매우 고통스럽기도 하지만, 비염으로부터 시작되어 축농증도 될 수 있고, 입으로 숨을 쉬니 폐도 나빠지고, 기침도 하게 되고, 이것이 천식으로 진행돼 더 큰 고통을 받을 수 있기 때문에 비염은 꼭 치료해야만 하는 질병이다.

코 막힘이 심한 비염 환자는 코로 숨쉬기보다는 입으로 숨을 쉬게 된다. 그 결과 건조한 공기가 기관지 섬모 등을 자극하고, 콧속에서 걸러내지 못한 세균이나 이물질들이 기관지 등을 손상하게 된다. 약해진

기관지 평활근은 알레르기 반응에도 민감하여 쉽게 협착하게 되고, 시간이 지나면 숨을 편하게 쉬기 힘든 천식으로까지 진행되게 된다.

병원에서 비염 검사를 할 때 여러 가지의 원인 검사를 하지만, 막상 처방 단계에 들어가서는 대부분 항히스타민제를 처방한다. 사람의 증상에 따라 약의 처방도 다르게 하면 좋겠지만, 개발된 약이 마땅히 없으므로 항히스타민제를 처방하는 경우가 대부분이며, 그 외에 항생제를 처방하고 있다. 그렇게 검사나 진단 과정은 유난스럽지만, 병원에서 약을 먹고 완치됐다는 환자는 거의 찾아보지 못했다.

내가 개발한 비차(鼻茶)를 마시고 비염 증상이 좋아진 사람들을 보면, 비염의 원인이 일차적으로는 대부분 장 때문이었고 그 다음은 폐 때문이었다. 보통 차를 마신 후 15일 안에 호전을 느끼지만, 아주 간혹 효과가 없는 분도 있다. 그런 사람은 장이나 폐가 아닌 다른 곳에 이상이 있는 것으로 생각해서 더 이상 차를 판매하지 않는다.

## 천식과 만성 기침은 폐에 수분을 공급해 주어야

천식과 만성 기침은 평소에 잦은 기침으로부터 시작하여 생기는 질병이다. 잦은 기침으로 고생하는 분들은 처음에는 약을 먹기도 하고, 병원에 가서 엑스레이를 찍어 보는 등 온갖 시도를 하다가, 오랜 세월이 지나도 증상이 나아지지 않으므로 그냥 그러려니 하고 포기하고 생활한다.

그렇게 천식과 만성 기침으로 시달리다가 어느 날 폐공기증이나 암이라는 진단을 받게 되는 경우가 종종 있기도 한다. 천식과 만성 기침으로 고생하는 분이 가장 먼저 알아야 할 사항은 단순한 기침도 치료 못한 약이 천식을 치료할 수 없다는 것이 당연한 것 아닌가 의문을 가져보는 것이다. 만성 기침과 천식은 감기로부터 오는 경우보다는 폐가 건조하거나 이물질 등으로 시작되는 경우가 많은 편이기 때문이다. 감기로 인한 기침은 일주일 정도 지나면 자가 면역력으로 없어진다. 그래서 감기는 '약을 먹어도 일주일, 안 먹어도 7일'이라는 말이 나오는 것이다.

그러나 천식은 기침의 종류나 느낌이 전혀 다르다. 천식과 관련된 기침은 밤에 주로 마른기침이나 쿵쿵 울리는 기침 등으로 시작한다. 이런 기침은 증상만 완화하는 대증요법 약을 먹어서는 당연히 치료 효과를 기대할 수 없다. 이런 경우에는 건조한 폐에 수분을 공급해주어야 근본적으로 치료가 되는 것이다.

### 식단 조절이 필요한 아토피성 피부 질환

알레르기성 질환이 있는 사람은 비염뿐만 아니라 천식과 아토피도 같이 앓고 있는 경우가 많다. 아토피성 피부 질환은 면역 질환으로서 과도한 면역 반응으로 피부 발진이나 괴사, 짓무름 등이 나타난다. 주로 염증 반응으로 나타나는데 항진된 면역 반응을 정상으로 되돌리기는 쉽지 않다.

현대의학에서는 알레르기의 원인 물질(진드기, 먼지, 꽃가루, 환경 유해 물질)을 밝히기 위해 원인 검사를 한다. 그러나 환자마다 원인은 다르며, 병원 검사 결과가 미세먼지, 진드기 등으로 나와도 실제로 환자 집안에는 대부분 공기청정기가 있어 그 같은 원인 물질을 찾기 어려운 것이 현실이다. 인스턴트 식품, 합성보존제, 합성착색제, 알레르기 유발 음식, 밀가루 음식 등을 피하는 식단 조절이 필요하다. 또 과도한 스트레스에서 벗어나 심리적인 안정을 취해야 하지만, 현대의학으로 치료가 어려운 것도 현실이다.

## 신장에 문제가 있을 때 나타나는 소변의 신호

소변에 이상 증상이 있어도 예사롭지 않게 생각하는 분들이 많다. 하지만 소변은 우리 몸, 특히 신장(腎臟)이 정상적이지 않으면 바로 이상 신호를 보내는 중요한 역할을 하므로 이를 그냥 넘겨서는 안 된다. 또 소변이 정상적이지 못한 상태 자체가 여러 가지 질병의 원인이 되기도 한다.

신장이 하는 역할은 소변을 시원하게 배설하는 역할도 하지만, 피를 걸러 주는 역할과 영양분의 손실을 막아주는 역할을 한다. 신장 기능이 약해지면 필수 영양소인 단백질, 칼슘, 철분 등 각종 영양분이 소변으로 배출될 수밖에 없다. 또 신장 기능이 약하면 피로를 쉽게 느낀다든지 피부 노화가 빨리 오게 된다. 부부관계 후 피로감을 느낄 수 있고, 허리나 관절이 약해지며 골다공증도 빨리 오게 되고 어지러운 증상이 나타난다. 또 몸이 붓거나 눈이 침침하고 뒷머리가 당기는 증상도 생길 것이다.

미네랄이나 영양분이 소변을 통해 몸 밖으로 빠지게 되면 아무리 좋은 음식과 영양제를 먹어도 밑 빠진 독에 물 붓기 식으로 아무 소용이 없게 된다. 주위에서는 어지러움이 있으면 빈혈약인 철분제를 먹으라고 하고, 허리나 관절이 아프면 칼슘이나 글루코사민[33]을 먹으라고 한다. 하지만 이런 영양분들이 소변으로 빠져나오면 돈과 몸만 축날 뿐이다.

이런 일이 병의 원인과 관계없이 겉으로 나타난 증상만을 치료하는 현대의학에서 신봉하는 대증요법의 문제라고 하겠다. 뒤에서 살펴보겠지만 통풍약을 장기간 복용하는 환자도 신장 기능이 망가진 경우가 많다. 일반인들은 신장 기능이 얼마나 중요한지 모르기 때문에 대수롭지 않게 생각할 수도 있지만, 신장이 피를 걸러 주는 역할을 다하지 못하면 혈액에 노폐물이 쌓이고, 그 결과로 얼굴이 푸석푸석하기도 하고 여러 가지 고통에 시달리게 된다.

또 다른 문제점은 신장 기능 저하 초기에는 병원에서 검사를 하더라도 결과가 확실하게 잘 나오지 않는다는 것이다. 신장은 '침묵의 장기'라고 불린다. 기능이 떨어지면 인체에 치명적인 결과를 가져오지만, 특별히 드러나는 증상이 없기 때문이다. 게다가 검진 결과가 이상으로 나오더라도 약으로 치료가 잘 안 되고 약물 장기 복용에 따르는 후유증으로 고생하는 경우가 대부분이다. 그리고 일단 한번 망가진 신장은 회복하기 어렵다.

신장 기능에 문제가 있는 사람들은 위에서 말한 초기 증세들로 이미 많은 고생을 하고 난 뒤, 결국 만성신부전증(chronic renal failure)[34]과 혈액 투석에까지 이르게 된다. 일단 혈액 투석을 받게 되면 정상적인 일상생활로 되돌아가기란 거의 불가능하다.

---

33. 천연 아미노당의 하나로 관절 및 연골의 생성을 촉진하여 건강에 도움을 주는 것으로 알려져 있다. 하지만 그 효과는 분명하지 않다.
34. 신장의 기능에 이상이 생겨 정상적인 상태로 되돌리기 불가능한 상태를 말한다. 당뇨병, 고혈압, 신장염 등이 주요 원인이다.

## 소변이 우리에게 보내는 10가지 신호

| | |
|---|---|
| ① 소변이 자주 마려운가? | 직접적인 신호 |
| ② 소변 후 개운함이 없는가? | |
| ③ 야간뇨가 있는가? | |
| ④ 소변에 거품이 있는가? | |
| ⑤ 항상 잔뇨감이 있는가? | |
| ⑥ 몸이 붓는가? | 간접적인 신호 |
| ⑦ 뒷머리가 당기는가? | |
| ⑧ 눈이 침침한가? | |
| ⑨ 남자의 경우, 정력이 약해지는가? | |
| ⑩ 피로감을 쉽게 느끼는가? | |

## 전립선 질환, 방광염, 요실금 등의 진단을 받으면

소변을 볼 때 찔끔찔끔 나오거나, 잔뇨감으로 소변을 본 후에도 개운함이 없는 등 여러 가지 고통을 겪는 이들이 있다. 이런 이들이 병원에 가서 검사를 받게 되면, 대부분 세균이 침입해 생긴 염증으로 인한 전립선 질환, 방광염, 요실금 등의 진단을 받게 된다.

염증으로 진단을 받고, 항생제나 약을 처방받아 먹으면 그 증상이 일시적으로 사라진다. 하지만 이러한 질병으로 고통받는 환자들은 대부분 재발하게 되어 계속 고통을 겪는다. 이렇게 재발하는 이유는 면역력이 약해서 세균으로부터 염증을 이기지 못하기 때문이다. 이런 환자는 정력이 약해지고, 피로를 쉽게 느끼게 되고, 머리가 무겁고, 눈이 침침해지는 등 여러 가지 증상이 동시에 나타나기 시작한다.

이렇게 면역력이 떨어진 환자들이 항생제 등을 아무리 먹어도 효과를 못 보는 것은 당연한 일이다. 항생제는 면역 기능을 높이는 것이 아니기 때문이다. 나이가 들면 피부에 노화가 오듯이 사람의 몸속 장기에도 노화 현상이 오기 마련이다. 그러기 때문에 신장 기능이 떨어지면 자연스레 전립선 질환, 요실금, 방광염 등이 생겨서 소변보기가 힘들고, 소변 후 개운함도 없어진다. 이러다 보면 단백질이 소변으로 빠져나오게 되고, 소변에 거품이 난다든지 소변에 이상이 나타나면서 피로감을 느끼게 된다.

또 칼슘이 빠지면서 허리나 관절이 약해지고, 철분이 빠지면서 빈혈과 비슷한 어지러움 등이 생기게 된다. 어지러운 환자들에게 철분제를 처방하고, 칼슘이 빠지면 칼슘제를 사 먹고, 단백질이 빠지면 아미노산을 사 먹어도 아무 소용이 없는 일이 반복되는 것이다.

이렇게 약을 먹어도 효과가 없는 환자들은 신장 기능을 건강하게 하면 증상이 호전되고 자연스럽게 회복하게 된다. 신장을 건강하게 하면 전립선 질환, 방광염, 요실금이 덩달아 좋아지는 것이다. 그러므로 노경보차 중 신장 기능을 강화하는 '신차(腎茶)'를 먹으면 전립선 질환, 방광염, 요실금 등을 개선할 수 있다.

## 위산이 적을 경우가 더 위험한 위 질환

보통 위염이 발생하는 경우는 두 가지의 종류가 있다. 하나는 위산이 많아서 생긴 위염이며, 또 하나는 위산이 적어서 생긴 위염이다.

위산이 적으면 소화를 못 시켜 음식으로부터 위염이 생긴다. 위산이 많이 분비되는 사람은 제산제라도 먹을 수 있지만, 위산 분비가 적게 되는 경우는 고민을 많이 해야 한다. 위산 과다인지 위산이 적은 경우인지 구분이 잘 안 되기 때문에 본인도 모르게 제산제를 먹을 수 있다는 것이 더 큰 문제다. 위액이 적은 사람이 제산제로 인해 더 소화를 못 시키게 되므로 당연히 위험해지는 것이다. 더구나 우리나라는 세계 제1의 위암 발생 국가다. 이와 관련해 일본의 한 학자는 위산이 적은 환자가 제산제를 장기간 먹으면 위암이 생긴다고 발표한 바 있다.

위산 과다의 경우는 위산이 적게 분비되는 사람보다는 그나마 다행이라고 할 수 있다. 그러나 위산이 너무 많이 분비되어도 위염이 생기게 되므로 위산이 많이 분비되는 사람은 음식을 조심해야 한다. 위산을 많이 분비시키는 음식은 밀가루 음식, 커피, 술, 자극성이 있는 음식 등이며 스트레스나 수면 부족, 헬리코박터 파일로리(Helicobacter pylori)로 불리는 헬리코박터균도 위염을 일으킨다.

## 체온 유지와 깊은 관련이 있는 대장 질환

가장 흔한 대장 관련 질환은 설사 아니면 변비다. 대장 관련 질환은 사람의 체온 유지와 관계가 깊다. 설사의 경우도 장이 냉하기 때문에 설사를 하는 것이며, 이때 배를 따뜻하게 해주면 장운동이 원활해지고 면역력을 높이는 데 도움이 된다.

만성 변비, 설사, 과민성 대장 증상은 장내 독소 등이 원인이 되어 면역 체계가 나빠져서 생긴다. 그 결과 정상적인 사람보다 더 과민하게 알레르기 반응을 하게 된다. 설사를 자주 하는 사람은 주요 대장 기능 중 하나인 수분 재흡수가 잘 안 되어 변이 무르게 되고, 변비가 심한 사람은 장 운동성이 저하되어 배변 활동이 안 되는 것이 원인이다. 신경이 예민한 사람의 경우 대장이 과민하게 장운동을 하여 변비와 설사를 반복하게 된다.

장에 좋다는 유산균제를 10년 넘게 먹어도 만성 장 질환이 좋아졌다는 사람은 그렇게 많지 않다. 그 이유는 장내 환경은 개선하지 않고 유산균제만 먹기 때문이다. 장을 따뜻하게 하여야 면역 기능이 살아나게 되고, 장의 온도를 올리면 유산균을 비롯한 유익한 균이 살 수 있는 장내 환경이 이뤄지게 된다.

암의 유전인자는 누구나 가지고 있으며, 매일 5,000개의 암세포가 생긴다고 한다. 우리의 면역력으로 그 정도는 문제가 되지 않으나, 체온이 떨어지면 암세포가 왕성하게 활동해 우리의 면역력을 무너뜨릴 힘을 낸다고 한다. 일례로 대장암 환자는 정상인보다 대장 온도가 1도 정도 낮다는 연구 결과가 나와 있다.

물론 현대의학에서는 이런 이론이 과학적으로 증명된 것이 없다고 하면서 설사를 하는 사람에게는 지사제를 처방하고, 장염을 잡기 위해 항생제를 처방한다. 내장 질환의 염증은 면역 기능이 약해서 생긴 염증이 많으며, 그때는 항생제를 먹어도 쉽게 나아지지 않는다. 이 때 장을 따뜻하게 해주면 면역력이 높아져서 염증도 자연스럽게 없어진다. 과연 어떤 방식이 과학적이고, 환자에게 후유증이나 부작용이 없을지 생각해 볼 필요가 있다.

만약 환자가 설사도 하고 소변도 자주 마렵다면, 그 원인은 신장에서 수분 흡수를 못 하여 설사도 하고 소변도 비정상적으로 나오는 것이다. 이런 경우 병원에서 지사제를 사용한다고 환자의 증상이 좋아질까? 변비가 있을 때 완화제 아니면 관장약을 사용하는 것도 마찬가지다. 아마 평생 약을 먹어도 치료는 불가능할 것이다.

## 통풍의 원인은 신장에 있는 것으로 봐야

통풍은 혈액 속의 요산 수치가 높으면 발생한다. 오래된 식습관과 생활 습관으로 인해 몸속에 요산이 쌓이게 되고, 날카로운 요산의 결정체가 몸속을 찌르면서 극심한 통증이 생기게 된다.

통풍 환자의 고통은 보통 사람들이 상상을 초월한다. 오죽하면 '바람만 스쳐도 아픈 병'이라는 뜻의 이름을 가졌겠는가. 그러다 보니 의사들은 일시적인 진통 효과가 있는 진통제와 요산분해제를 처방해 주는데 그친다. 그마저도 효과가 떨어지면 마약성 진통제까지 먹으면서 고통을 견뎌야 하는 것이 통풍 환자의 숙명처럼 돼 있다.

통풍에 걸린 사람들이 놓치고 있는 것이 있는데, 통풍은 신장과 간의 연관성이 매우 밀접하다고 생각한다. 요산은 신장을 통해 소변으로 배출되는데 신장 기능이 떨어지면 요산이 배출되지 못하고 체내에 쌓이게 되고, 또 요산이 계속 쌓이게 되면 신장이 나빠지는 악순환이 일어난다. 결과적으로 신장이 나쁘면 통풍을 피할 수 없고, 통풍이 생기면 신장이 나빠질 수밖에 없는 구조다.

신장은 사람 몸에서 중요한 장기인데, 통풍으로 인하여 신장 기능이 약해지면 당뇨, 고혈압, 발기 부전, 피로감과 머리카락 빠짐, 대사증후군 등과 같은 다양한 합병증이 생기기도 한다. 신장의 기능을 좋게 하여 간에서 요산을 요소로 대사시키는 기능이 강화되면서 통풍의 악순환에서 벗어날 수 있다고 생각한다.

문제는 통풍약이 치료약이 아니라는 것이다. 고통을 누그러뜨리기 위해 통풍약을 복용하면 신장이 더 오염되고 점점 그 기능을 떨어뜨린다. 나에게 찾아오는 통풍 환자 중에는 통풍약을 오래 복용하다가 신장 기능이 망가져 결국 혈액 투석에까지 이르게 된 사람이 적지 않다.

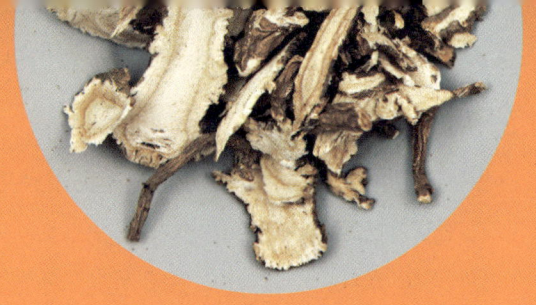

Part 7

# 한약의 부작용 및 독성에 대한 연구 사례

- ≪자발적 보고된 한약 약물 유해 사례 분석≫
- ≪식치(食治)에 응용되는 독성 한약재 연구≫
- ≪독성 한약재의 법적 규제에 관한 연구≫
- ≪지역약물감시센터 보고 사례의 간독성 약물 부작용 연구≫

약의 문제를 설명하면서 수차례 말했듯이 약은 기본적으로 독이다. 이는 한약이든, 양약이든 마찬가지다. 노경보차를 개발하는 과정에서 조금이라도 효과를 더 높이기 위해 한의학에서 일반적으로 사용하는 한약재를 첨가해 볼까 하는 생각도 하지 않은 것은 아니다. 하지만 연구를 거듭하는 과정에서 한약의 독성에 관련된 논문을 여러 편 읽어보고, 최종적으로 식품 원료만을 사용하는 것으로 결정했다.

서양의학이나 환자들 사이에서 한약을 먹으면 '간이 나빠진다'라거나 '신장이 나빠진다'라는 말하는 이유는 근거 없는 것이 아니었다.

### ≪자발적 보고된 한약 약물 유해 사례 분석≫
#### 이상학, 중앙대 의약식품대학원 석사 논문, 2016년

이상학의 논문 ≪자발적 보고된 한약 약물 유해 사례 분석≫[35]에 따르면 한국의약품안전관리원에 신고된 의약품 부작용 보고 건수는 2006년 6,239건, 2010년 6만 4,143건, 2014년 18만 3,554건으로 해마다 급격한 증가 양상을 보이고 있다.

이 가운데 한약물의 유해 사례 보고는 정확하게 파악하기 힘든 측면이 있지만, 중국에서는 전체 약물 부작용 보고 건 중 한약에 의한 것이 20%에 이르는 것으로 보고되고 있다. 일본의 경우 1980년에 소시호탕에 의한 간질성 폐렴 보고를 기점으로 한약의 부작용에 대한 관심이 높아졌다. 국내에서도 약인성 간 손상의 원인 중 약 28%가 한약에 의한 것으로 확인됐다는 연구 결과가 있다.

---

35. 논문의 공식 제목은 ≪3차 한방 의료기관에서 자발적 보고된 한약 약물 유해 사례 분석≫이다.

이상학의 이 논문에 의하면 경희대학교 한방병원에서 2014년 3월 ~12월 사이 10개월 동안 보고된 한약물 부작용 보고 건수는 141건으로 해당 기간 동안 외래환자의 한약 제제 전체 처방 건수(8만 2,376건)의 0.17%로 나타났다. 이 가운데 인과성이 확인된 약물 유해 반응은 모두 227건으로 증상에 따른 빈도는 설사가 37건(16.3%)으로 가장 많았으며, 다음으로 복통 19건(8.4%), 소화불량 19건(8.4%), 두통 15건(6.6%), 가슴쓰림 12건(5.3%), 두드러기 10건(4.4%), 어지럼증 9건(4%) 등이었다.

약물 유해 반응(Adverse Drug Reaction, ADR)이란 의약품 등을 정상적인 용법에 따라 투여하여 사용 중 발생한 유해하고 의도하지 않은 반응으로, 해당 의약품 등과의 인과 관계를 배제할 수 없는 경우를 말한다. 미국의 한 연구에 의하면 약물 유해 반응을 경험한 환자는 전체 입원 환자의 약 1.73%에 달했다. 또 이 환자들의 사망률이 19% 증가했다고 한다.

이상학의 연구에 인용된 부작용 보고는 모두 한약사에 의한 것이었으며 이상학은 한의사 및 간호사의 부작용 보고 비율을 높일 필요가 있다고 지적했다. 또 일반 환자들의 자발적 부작용 보고 제도에 대한 인식도 약물 감시가 활발히 이뤄지는 다른 국가에 비해 매우 저조하다고 밝히고, 제도적인 부분을 개선할 필요가 있다고 주장했다.

### ≪식치(食治)에 응용되는 독성 한약재 연구≫
신자람, 순천대 대학원 한약자원학과 석사 논문, 2016년

식치(食治)는 음식물을 이용하여 질병을 치료하거나 조리하는 작용을

말한다. 음식물에는 각기 다른 맛과 성질이 있으므로 장기의 질병을 치료하는 작용이 있다.

식치에 이용되는 재료들 중에는 한약재가 포함되기도 하며, 한약재를 이용할 경우에는 그 약성과 쓰임새를 잘 이해하고 사용해야 한다. 그중에서도 독성 한약재는 오용할 경우 중독 사고가 발생하기 때문에 많은 주의가 필요하다. 중국에서는 2004-2008년에 15명의 초오(草烏) 중독 환자가 발생해 이 중 3명이 사망했다. 국내에서도 2015년에 초오로 담근 술을 마시고 사망한 사례가 있었다.

한의학에서는 한약이 지닌 사성(四性 ; 寒, 熱, 溫, 凉), 오미(伍味 ; 酸, 苦, 甘, 辛, 鹹) 등의 특이한 성질을 이용해 병을 치료한다. 한의학에서는 약재의 특이한 성질, 즉 편성(偏性)을 이용해 병을 치료하므로, 광의의 개념으로 보면 모든 한약재에는 독성이 있다. 협의의 개념으로서의 독성 한약재는 인체를 손상시킬 수 있는 특정한 독성을 함유하고 있는 약재를 말한다.

한약은 자연에서 유래하기 때문에 부작용이 없다는 인식이 있다. 그러나 실제로는 오심(惡心), 구토, 구강 궤양, 복통, 설사, 담마진, 간 기능 이상, 혈소판 감소, 두통, 호흡 곤란 등의 부작용이 보고되고 있다. 한약을 사용 시 부작용을 일으킬 수 있는 요인으로는 ① 증에 맞지 않는 약의 사용, ② 부적합한 용량, ③ 부적당한 가공 처리, ④ 비약용 부위의 혼입, ⑤ 이름이 비슷한 데서 오는 품종 혼란, ⑥ 약재의 오염, ⑦ 개인적 차이 등을 들 수 있다.

한약의 사용에는 금기증이 있는데 예를 들어 음 기운이 약한 사람에게 인삼을 투여하면 가슴 박동, 코의 출혈, 인후통 등의 부작용이 발생한다. 또 마황의 뿌리는 말초 혈관 확장, 마황의 줄기는 말초 혈관 수축의 효능이 있는데 이들 부위가 혼입되면 부작용이 나타날 수 있다.

우리나라는 식품의약품안전처에서 '독성 주의 한약재 21개 품목'을 지정하여 관리하고 있다. 그 가운데는 부자, 백부자, 주사, 아마인, 천남성, 천오, 초오 등이 포함돼 있다. 중국은 약전에 수록된 독성 한약재가 총 83종인데, 독성의 종류에 따라 대독(大毒), 유독(有毒), 소독(小毒)의 세 가지로 분류하고 있다. 한국과 중국의 독성 한약재 중 '식품에 사용할 수 없는 원료'에 해당되는 약재는 감수 외 31종이다. 반면 '식품에 사용할 수 있는 원료'에 해당되는 약재는 애엽 외 1종이고, '식품에 제한적으로 사용할 수 있는 원료'에 해당되는 약재는 아마인 외 1종에 그친다.

독성 한약재를 효과적으로 안전하게 사용하고, 다양한 방법으로 식치에 응용하기 위해서는 한약재의 독성 분류에 관한 통일된 기준이 필요하며, 이에 따라 법령도 재정비될 필요가 있다. 특히 임상 경험이나 옛 문헌에 따른 독성 분류뿐만 아니라 현대의 과학 방법에 따른, 보편적으로 이해할 수 있는 기준으로 독성을 수치화하여 분류할 필요가 있다. 이를 위해서는 한약재의 약리 및 독리에 대한 지속적인 연구와 함께 한약재 표준화를 위한 연구도 지속적으로 이뤄져야 할 것이다.

### ≪독성 한약재의 법적 규제에 관한 연구≫
권기태, 대한의료법학회 『의료법학』 제11권 제1호, 2010년

한의학은 서양 의학과 다른 고유한 원리와 특성을 가진 전통 의학으로서 탁월한 임상적 치료 효과로 수천 년간 우리 민족의 건강 보호에 기여해 왔다. 한약은 과거 수천 년에 걸쳐서 인류가 이용하였고, 한약의 의학적 효과 및 문화적 신념 때문에 현대에도 세계 도처에서 계속 사

용되고 있다.

이와 동시에 한약의 부작용 보고 건수가 계속 증가하고 있다. 2004년 5월까지 세계보건기구(WHO)는 본초약의 부작용을 1만 1,716건 접수 받았고 특별히 벨기에의 신장 독성 사건, 싱가포르의 베르베린 사건, 일본의 소시호탕 사건 등 한약의 안전성에 대해서 논쟁이 많이 되고 있다. 우리나라에서도 2007년도 국정감사에서 독성이 강한 한약재인 부자, 초오 등이 일부 판매업소에서 무분별하게 판매되고 있다는 문제점과 수은 등을 함유한 광물성 한약재가 국민에게 무방비로 노출돼 있음을 지적했다.

한약이 무독하다거나 독성이 매우 낮다고 생각하는 것은 잘못된 생각이다. 양약이든 한약이든 어떤 용량에서는 약으로, 어떤 용량에서는 독약으로 작용할 수 있기 때문이다. 한약재의 복용으로 인한 부작용과 관련해 소비자 피해 구제 접수 건은 해마다 증가하고 있다. 한국소비자보호원 자료에 의하면 한의약 관련 피해 구제 접수 건 중 분석 대상 건수는 115건이고 이 중 54.5%인 63건이 한약과 관련돼 있다. 한약 관련 63건 중 약화 사고가 31건이고, 이 중 22건이 독성 간염 발생 건이다.

예로부터 무릇 약이라 함은 본래부터 독성이 있는 것이라 하여 "독으로써 독을 푼다(以毒解毒)"라고 했다. 고대 의가들은 편향성을 가진 한약을 독약이라고 칭하였는데, 예를 들면 『본초강목』에서는 "천오, 초오, 부자 등의 독약은 위급한 병이 아니면 사용하지 않는다"고 하였다.

독약의 관리는 오용 또는 남용으로 인한 보건상의 위해를 방지하며, 중독 또는 사망 사고의 발생을 예방하는 데 있어 매우 중요하다. 그러나 우리나라에는 아직까지 독성 한약재를 적절하게 관리할 법규가 마련돼 있지 않다. 이에 독성 한약재의 관리를 강화하고, 그 오용 또는 남용으로 인한 보건상의 위해를 방지하며, 중독 또는 사망 사고의 발생을 예방할 수 있도록 필요한 사항을 규정한 독립된 법률의 제정이 시급하다고 생각한다.

독성 한약재의 부작용 등으로 인한 국민 보건 위해 요인을 사전에 차단하기 위하여 약사법시행규칙 제57조를 개정하여 의약품 도매상, 약국 개설자 또는 한약업사가 '독성 한약재'를 판매할 경우 판매 관련 기록 등을 작성 보관하도록 의무화해야 한다. 또 독성한약재관리법의 제정이나 약사 법규의 개정 이전까지 관리의 필요성이 시급하기 때문에 보건복지부 고시인 '한약재 수급 및 유통 관리 규정'을 개정하여 독성 한약재에 해당하는 품목에 대해서는 용기나 포장에 독성 한약재임을 표시하고 판매 시에는 관련 기록을 작성하여 보관하도록 의무화해야 한다.

## ≪지역약물감시센터 보고 사례의 간독성 약물 부작용 연구≫
권희, 숙명여대 임상약학대학원 석사 논문, 2009년

약물 유해 반응의 심각성은 1961년 탈리도마이드에 의한 1만여 명의 기형아 출산 이후 여러 의약품의 부정맥, 간독성, 심혈관계 질환, 출혈성 뇌졸중 등의 이상 반응에 의해 시장에서 철수된 약물을 통해서도 잘 알 수 있다. 우리나라 3차 병원에서 약물 유해 반응 발생률은 100명의 퇴원 환자당 9.6건, 1,000 재원일 수당 11.8건으로 나타났다.

의약품은 임상 시험 결과 안전성과 유효성이 인정돼 허가 시판된 의약품일지라도, 유해 반응 가능성은 모든 의약품에 내재한다. 또 시판 전에 부작용을 미리 다 파악하는 것은 불가능하므로 밝혀내지 못한 이상 반응들을 시판 후 감시를 통해 밝혀내는 경우가 많다. 특히 시판 전

> "배워서 남 주자"는 신조를 바탕으로
> 뜸 신드롬 일으킨 구당 김남수 선생을 기리며

국민들에게 '뜸' 신드롬을 일으킨 구당 김남수 선생이 2020년 12월 향년 105세로 세상을 떠났다. 김남수 선생에게 뜸을 배운 7,000여 명의 제자들은 "건강한 이에게는 병들지 않게 하고, 병든 이에게는 병을 고쳐주는 진정한 의술을 피시고 그 비법을 저희에게 아낌없이 전수해 주셨습니다"라는 글을 남기며 스승을 추모했다.

선생의 호 구당(灸堂)은 '뜸을 뜨는 집'이라는 소박한 의미를 가지고 있다. 하지만 세상은 김남수 선생을 '현대판 화타', '침·뜸의 대가'라는 별칭으로 불렀다. 그리고 선생의 생애는 이 별칭들만큼이나 순탄하지 않았다. 대한한의사협회는 그가 한의사 면허 없이 무허가 의료 행위를 했다며 의료법 위반으로 소송을 제기했고, 자격 정지 처분을 받아 운영하던 침술원 문을 닫기도 했다.

구당 김남수 선생은 1915년 전라남도 장성군에서 태어나 11살 때부터 선친으로부터 뜸과 침을 전수 받은 후 평생을 침·뜸과 더불어 살았다. 1943년 침사 자격을 얻은 그는 서울 홍릉에서 침술원을 운영하다가 우리 민족이 수천 년 동안 이어온 전래 민간요법인 뜸을 체계화한 '무극보양뜸'을 고안해 나눔 정신을 실천했다.

그러나 1962년 박정희 군사정권이 침구사 제도를 폐지하면서 구당은 무면허 유사 의료인으로 전락했고, 이것은 끊임없이 그의 발목을 잡았다.

2008년 추석 때 KBS에서는 이틀에 걸쳐 특집 프로그램 〈구당 김남수 선생의 침뜸 이야기〉를 방영했다. 방영분 가운데는 피부 이식까지 고려해야 했을 정도로 심각했던 화상 환자의 환부가 그의 침술로 말끔하게 변해가는 과정이 보여졌다. 프로그램이 방송된 이후 구당의 침술원에는 새벽부터 수십여 명의 사람들이 몰려들었다. 이미 출판된 그의 저서는 순식간에 베스트셀러가 되는가 하면, 뜸의 주재료인 쑥이 가격 급등과 품귀 현상까지 보일 정도였다.

구당은 우리 전통 의학을 '균형 의학'이라고 부른다. 모든 병, 심지어 작은 부스럼 하나도 몸의 균형이 틀어져서 생긴다는 것이다. 서양의 이른바 '과학 의학'은 균을 찾아서 죽이고, 사진 찍은 걸 토대로 칼로 자르고, 그래도 낫지 않으면 항암제를 생명이 다할 때까지 먹게 하는 시스템이다.

사실 우리나라는 '양의사, 한의사, 민간 의술'이 공존하는 체계로 의료 강국이 될 수 있는 최고 조건을 가지고 있다. 하지만 실제로는 양의사와 한의사는 따로 갈라져 있어 상대방의 의술을 서로 사용하기 힘들고, 민간 의술은 사람 잡는 돌팔이 쯤으로 여겨 아예 논외로 친다. 이것은 환자 치료를 위해 통합 의학을 지향하는 세계적 흐름과도 맞지 않다.

노경보차도 이와 다를 바 없다. 약도 아니고, 차를 먹고서 실제로 효과를 본 사람들이 주위에 입소문을 내고 있는 데도 이를 못마땅하게 여기는 의료인들로부터 수없이 고소 고발을 당하고 있는 것이 현실이다.

구당 김남수 선생은 평소 "배워서 남 주자"는 신조처럼 침·뜸의 대중화를 위해 애썼다. 제자들에게도 "장사꾼이 되지 말고 고통 없애는 뜸쟁이가 돼라"고 당부했다고 한다. 나, 노경보도 구당처럼 다른 사람들의 행복을 위해 끊임없이 연구하는 사람이 되고 싶다.

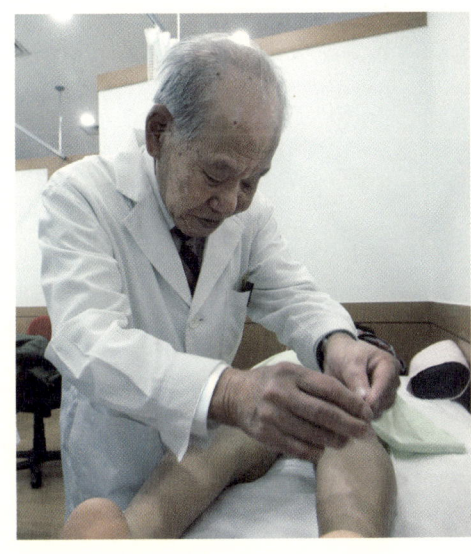

2013년 구순의 구남 김남수 선생이 서울역에 침뜸클리닉을 열고 활동하고 있다.

임상시험은 노인이나 어린이, 임산부에 대한 안전성이 충분히 검토되지 않은 상태에서 판매되므로 약물 판매가 시작되면서 약물의 부작용은 더욱 광범위한 규모와 연령층에서 나타날 수 있다.

권희는 2007년 1월-2008년 12월까지 지역약물감시센터 거점 병원 9곳을 중심으로 보고된 약물 부작용 중 간독성과 비간독성 보고를 비교 분석했다. 연구 결과 분석 대상 약물 부작용 건수는 모두 8,638건이었으며, 이 가운데 간독성 부작용은 403건(4.7%)에 달했다. 간독성 약물 유해 반응은 비간독성에 비해 심각한 부작용인 경우가 많았고, 교차비율 값(ROR)이 가장 높은 약물은 한약이었다.

권희는 논문에서 특히 간독성 약물 유해 반응은 많은 약품들에서 나타나고 있고 그 심각성이 비교적 크다며 부작용 보고 사례를 중심으로 심층적인 연구가 필요하다고 주장했다. 권희는 이에 따라 간독성 부작용이 많이 보고된 약품을 사용할 때는 간 관련 효소와 간 질환 증상 등에 대한 지속적인 모니터링이 필요하다고 지적했다. 특히 약사들은 복약 상담을 통해 약물 유해 반응 대처 방안 등에 대한 환자 교육에 힘써야 한다고 밝혔다. 아울러 우리나라 실정에 맞는 이상 반응 모니터링 체계를 만들어 약물 유해 반응 보고 및 파악이 이뤄지도록 노력해야 한다고 지적했다.

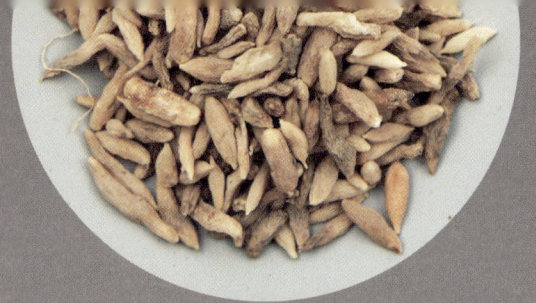

# Part 8

# 노경보차를 식품(食品)으로 개발한 이유

- 만성질환보다 무서운 약의 독성과 부작용
- 양약은 물론 한약으로도 치료할 수 없었던 고통
- 상추, 무, 미나리, 호박 등과 같은 식용 재료만으로 개발
- 효과가 너무 빨라 의심스러우면 식약처에 신고해 주길
- 약을 반대하는 것이 아니라, 다양한 치료법을 인정하자는 것
- 노경보차를 만드는 데 쓰이는 식품 재료

시중에서 파는 다이어트 약을 복용한 사람들은 양약이든지 한약이든지 손발 떨림, 가슴 두근거림, 입 마름, 현기증 등의 증상을 겪어 보았을 것이다. 그런데 의사나 약사들은 이런 증상이 나타나면 바로 약을 끊고 다시 처방받으라고 권한다. 그만큼 부작용이 크다는 뜻이다.

그런데 문제의 심각성은 이러한 약의 부작용이 다이어트 약의 경우에 해당하는 것만이 아니라는 데 있다. 약의 부작용이 발생한 병들은 대부분 불치병이나 난치병으로 분류되어 있다. 흔히 만성질환이라고 부르는 병들이 바로 그것이다. 만성질환은 인류와 같은 역사를 가졌을 것으로 생각하지만, 근래 음식 문화와 생활환경의 변화로 인해 환자 수가 폭발적인 증가를 하고 있다. 그리고 그 증상도 점점 심해져서 차마 눈 뜨고 볼 수 없을 정도로 처참한 상태도 많다.

## 만성질환보다 무서운 약의 독성과 부작용

만성질환은 처음에 약을 처방받아 먹으면 증상이 어느 정도 호전되는 것처럼 보인다. 하지만 이는 약을 먹을 때만 증상이 조금 호전될 뿐이다. 나중에는 약에 대한 내성이 생겨 소위 약발이 듣지 않게 되는 것은 물론이고 약의 장기 복용에 따른 간 손상을 비롯하여 처음 만성질환보다 더 무섭고 다양한 부작용에 시달리게 된다.

노경보차에서는 부작용이 없는 천연식품으로만 차를 만들어 이 문제를 극복했다. 식품의약품안전처에서 지정한 식품 원료를 가지고 노경보차가 개발한 특수 발효 공법을 적용해 만들었기 때문에 몸에 흡수가 잘되어 효과도 빠르게 나타나는 것이다.

## 노경보차의 5가지 약속

> 1. 노경보차는 질병으로 고생하는 분들을 위하여 약사들의 도움을 받아 약이 아닌 식품으로 개발했습니다.

> 2. 노경보차는 식품의약품안전처에서 지정한 식품 원료만 사용합니다.

> 3. 노경보차는 빠른 효과를 위하여 식품만을 발효시켜 개발했습니다.

> 4. 노경보차는 식품 원료만 사용했기 때문에 부작용이 없는, 안전한 제품입니다.
>    - 노경보자는 한약을 먹으면 간이나 신장이 나빠진다는 우려가 있어, 안심하고 드시라고 식품으로 개발하였습니다.

> 5. 노경보차는 1개월을 드시고 호전 반응이 나타나지 않는 분께는 더 이상 판매를 하지 않습니다.

일본 아베 총리가 사임한 이유인 궤양성 대장염도 일본에서는 많은 학자가 스테로이드제나 소염제로 인한 '의원병'으로 보고 있다. 의원병은 의사의 의료 과오나 과잉 치료, 또는 병을 치료하기 위해 사용한 약 등이 원인이 되어 생기는 질병과 장애를 통틀어 이르는 말이다. 최근 우리나라에서도 환자가 늘어나는 크론병도 의원병으로 분류된다. 이외에도 우리가 이름도 모르는 많은 병이 의원병으로 분류되고 있으나 병원이나 의사들은 절대로 그런 사실을 외부로 발설하지 않거나 인정하지 않는 태도를 견지하고 있다.

그러므로 아보 도오루 교수의 말을 우리는 다시 한번 되새겨야 할 것이다. 아보 도오루 교수는 이렇게 말한다. "약은 곧 독물이다. 그러나 약의 효과만 강조하고, 해로움이나 부작용을 거의 언급하지 않는다."[36]

노경보차는 식품에서 추출한 차이므로 약과 같은 부작용이 없다. 안심하고 먹어도 된다는 뜻이다. 약으로 치료가 되지 않아 고통받는 분들을 위하여 노경보차에서는 허준의 『동의보감(東醫寶鑑)』을 비롯해 각종 식물도감 책과 한의학 관련 학술 논문을 검토하고 여러 가지 민간요법을 검토했다. 그리고 여러 해 동안 숱한 연구와 실패를 거듭하면서 기능성 차(茶)를 개발하기에 이르렀다.

노경보차의 주원료는 식물의 열매, 뿌리, 줄기, 잎 등 모두 식품의약품안전처에 식품으로 등록된 천연물질이다. 노경보차를 드신 분들이 꼽는 가장 큰 장점은 효과가 빠르고, 약처럼 부작용이 없다는 점이다.

---

36. 『약을 끊어야 병이 낫는다』 아보 도오루 지음, 조영렬 옮김, 부광, 2004.

## 양약은 물론 한약으로도
## 치료할 수 없었던 고통

처음 노경보차를 개발하기로 했던 것은 나 개인의 고통을 치유하기 위해서였다. 나는 어릴 때부터 비염과 천식으로 정상적인 일상생활을 할 수 없을 정도의 고통을 겪어 왔다. 고통이 너무 심하여 내 코를 파버리고 싶은 심정이었고, 천식도 심하여 가슴을 움켜쥐고 기침을 내뱉는 고통을 겪어야 했다.

예전에 나는 '코리아엠에스약품'이라는 법인의 대표이사였고, 아내는 약사였기 때문에 평소에 약은 누구보다 가깝게 있었다. 또한 직업이 이렇다 보니 주위에는 의사와 약사들도 많았다. 그렇지만 나를 비염과 천식의 고통에서 구하는 치료에 성공한 사람은 없었다. 이 병원 저 병원, 찾아가 보지 않은 병원이 없었지만 치료가 되지 않았다. 이 약 저 약, 구할 수 있는 약이라면 다 구해 먹어 봤지만 약을 먹을 때만 잠깐이고 약효가 떨어지면 고통스러운 증상이 다시 반복되었다.

"치료를 할 좋은 방법이 정말 없느냐"는 나의 간절한 호소에 어떤 약사 분은 "치료를 못 해 안타깝지만, 비염과 천식이 치료되는 약을 만든다면 노벨의학상을 받을 것"이라는 말에 충격을 받기도 했다. 그리고 덧붙여 말하기를 "기침 다음이 천식인데 기침도 치료 못 하는 약으로 어떻게 천식을 치료하겠느냐"는 그 약사의 말에 나는 캄캄한 터널 속에 갇혀버린 느낌이었다.

또한 설령 약이 개발되어도 비염 약이나 천식약뿐만 아니라 혈압이 높아서 먹는 혈압약, 당을 낮추기 위한 당뇨약, 통풍약 등 대부분이 평생 먹어야 하는 약을 함께 먹어야 할 것이라고 하였다. 이 심한 고통 속에서 평생을 이렇게 살아야 한다는 말에, 평생 먹어도 좋으니 약이라도 있으면 좋겠다는 생각까지 들었다.

혹시 한약에는 치료제가 있을지 모르겠다는 생각이 들어 한약으로 치료해야겠다고 생각을 바꾸었다. 그래서 한약을 먹기 시작하였고, 또한 효과가 있다는, 좋다는 한약이라면 가리지 않고 먹어 보았다. 하지만 한약으로도 역시 치료가 되지 않았다.

내가 먹은 한약 중에 비염과 천식에 좋다는 '소청룡탕'이라는 약이 있었다. '비염에 소청룡탕은 명처방이다'라는 한의사의 말에 큰 기대를 하고 먹었지만, 치료는 되지 않았다. 그런데 소청룡탕의 성분을 살펴보니 기가 막히는 약재가 들어 있었다. 양약 이상으로 부작용이 심각하다는 마황이 들어가 있었으며, 마황은 양약처럼 먹을 때만 반짝 효과가 있다는 것을 알게 됐다. 마황은 부작용이 심각해서 식품을 취급하는 곳에서 사용하면 대부분 구속이고, 보관만 하더라도 형사상 처벌을 받는 위험한 약이다. 그러니 내가 누구를 믿고 약을 먹어야 할지 혼란스러웠다.

어떤 한의사분이 『동의보감』도 400년 전 책이라 식습관이 전혀 다른 현대인에게는 맞지 않을 수가 있다며, 현대인에게 맞는 의서가 있어야 한다는 말이 이해가 되었다. 현대인에게 더 많은 일부 질병들은 잘못된 식습관과 서구화된 음식으로부터 비롯되었으며, 따라서 질병도 바뀔 수 있다는 것을 알게 되었다. 1980년 이전만 하더라도 요즘처럼 비염이나 아토피 등으로 고생하는 환자들이 많이 없었다.

## 상추, 무, 미나리, 호박 등과 같은 식용 재료만으로 개발

자연스럽게 나는 주위 의약 전문가의 도움으로 질병 자체뿐만 아니라 질병의 원인을 살피게 되었다. 그리고 비염도 단순히 콧속의 문제가 아니라 몸속의 장기 이상에서 비롯된 질병이라는 것을 알게 되었다. 게다가 비염 환자들은 코가 불편하니 입으로 숨을 쉬어야 하고, 입으로 숨을 쉬게 되면 폐에 이물질이 들어가고, 폐 건조증이 생겨 기침이 천식으로 진전될 수 있다. 고혈압도 당뇨병도 통풍 등도 마찬가지다. 이러한 질병들은 그 병을 지니게 된 원인이 다 있고, 그 원인을 근원적으로 다뤄져야 한다는 사실도 알게 되었다.

결국 내가 직접 비염과 천식에 효과가 있는 차를 만들어 보기로 결심했다. TV 방송 프로그램에서 많은 사람이 자연과 더불어 살면서 대체의학 및 민간요법의 힘으로 암을 포함하여 많은 불치병을 고치는 것을 보고 나는 용기를 냈다. 그리고 '자연이 답이다'라는 생각과 '병이 있으면 그 해답도 자연에 있을 것이다'라는 신념으로 우리가 일상적으로 접하는, 인체에 전혀 해가 없는 천연식품으로만 이뤄진 건강 차를 개발하게 되었다.

오랜 고민과 연구를 바탕으로 누구나 먹을 수 있도록 '약품'이 아닌 '식품'을 개발하는 일에 뛰어들었다. 식품이다 보니 재료에 한계가 있었고, 그럼에도 약보다 뛰어난 효과를 내는 일이 결코 쉬운 일이 아니었다. 수없이 많은 실패를 거듭하면서 결국 일반 발효가 아닌 특수 발효 공법을 개발하여 성분의 효능과 체내 흡수율을 높이는 효과를 낼 수 있게 되었다.

나처럼 고통으로 고생하고 아픈 사람들을 위하여 차(茶)로 손쉽게

## 노경보차의 종류

| 노경보차 종류 | 효과를 보이는 신체 증상 |
|---|---|
| 비차 I | • 콧물　• 재채기　• 코막힘<br>• 알레르기　• 꽃가루　• 미세먼지<br>• 진드기 |
| 비차 II | • 비차 I 로 호전이 없으신 분 |
| 천기비<br>(천식, 기침) | • 만성기침　• 마른기침　• 잠잘 때 기침<br>• 천식　• 가래　• 숨 답답함<br>※ 참고 : 감기, 식도염으로 인한 기침은 효과 없음. |
| 신차 | • 소변이 불편하신 분<br>• 야간뇨가 있으신 분<br>• 소변 줄기가 약하고 잔뇨감으로 개운치 않으신 분<br>• 소변에 거품이 있으신 분<br>• 부부 관계 후 피로감이 있으신 분<br>• 정력이 약하신 분<br>• 눈이 침침하고 머리가 무거우신 분<br>• 요실금　• 방광염　• 전립선 |
| 대차 · 신차<br>(대장&신장) | • 무른 변　• 설사　• 소변이 잦음<br>• 신장 기능이 약하신 분 |

| 노경보차 종류 | 효과를 보이는 신체 증상 |
|---|---|
| 대차 | • 무른 변　• 설사<br>• 대변 후 개운함 없음 |
| 위차 | • 소화불량<br>• 속이 더부룩하고 가스가 참<br>• 위가 답답한 분<br>• 속 쓰림 |
| 불차<br>(불면증) | • 불면증　• 우울감　• 공황장애<br>• 가슴 두근거림<br>※ 하루 6포 이상 드시면서 효과가 나타나면 조금씩 줄이세요. |
| 혈차(고혈압) | • 혈압이 높은 분 |
| 당차(당뇨병) | • 당 수치가 높은 분 |
| 통차 | • 통풍 |
| 알차<br>(아토피,<br>피부 알레르기) | • 아토피　• 피부 가려움　• 건선<br>• 모낭염 |

※ 노경보차는 드신 지 1개월이 지나도 호전 반응이 나타나지 않는 분께는 더 이상 판매하지 않습니다.

먹을 수 있도록 개발하였으며, 여기에 내 이름을 따서 '노경보차(茶)'라는 이름을 붙였다.

노경보차는 식품의약품안전처가 지정한 식품의 원료만을 사용하여 개발되었다. 당연히 약에 있는 부작용이 없는 원료만을 사용했다. 평소에 상추를 먹으면 졸음이 온다는 이야기는 누구나 알고 있을 것이다. 노경보차는 이런 원리를 활용하여 상추, 무, 미나리, 호박, 쑥, 도라지, 죽순 등 우리가 흔히 먹는 식품 원료만으로 개발된 것이다. 이와 같은 식물 중에서 뿌리, 잎, 열매, 순 등을 이용했다. 물론 이러한 음식도 많이 먹으면 체할 수도 있고, 배탈이 나는 부작용이 있을 수도 있다. 하지만 약처럼 인체에 해를 끼치는 것은 아니기에 식품의 원료로 인정한 것이다.

### 효과가 너무 빨라 의심스러우면 식약처에 신고해 주길

노경보차를 마시고 평생 고통받았던 질병에서 해방된 분들이 밴드에 올린 글을 보면 이들이 질병으로 어떻게 얼마나 고통스러운 삶을 살아왔는지, 또 노경보차를 마신 후 얼마나 행복한 삶을 살고 있는지 구구절절한 사연이 다 나와 있다. 이들이 올려 준 체험 사례를 읽으면 나도 힘이 난다. 꼭 밴드에 들어와서 사례를 공유하고 힘을 내기 바란다.

노경보차를 복용하신 분들 중에는 효과가 너무 빠르다 보니, 차 속에 무슨 약물 성분이 들어가 있지는 않은지 의심하는 분도 있다. 이런 분은 바로 식품의약품안전처에 신고해 주면 좋겠다. 그리고 그 처리 결과를 다른 사람이 볼 수 있도록 밴드에 꼭 올려 주면 감사하겠다.

나는 현대의학을 비난하는 것이 아니다. 현대의학은 인류의 건강과 수명 연장에 막대한 공헌을 했다. 만약 내가 급성맹장염(충수염)에 걸렸다면, 당연히 병원에 입원해서 수술을 받을 것이다. 내가 말하고 싶은 것은 현대의학이 눈부신 발전을 해왔음에도 만성 질병은 더 늘어나고 있으며, 치료의 사각지대가 늘어 가고 있다는 것이다. 여러 가지 이유가 있겠지만, 내가 생각하는 이유는 대증요법에 치중하는 서양의학의 접근 태도와 약물의 장기 투여로 인한 부작용이라고 생각한다.

예를 들어 보면, 서양의학은 알레르기를 일으키는 체내 분비 물질인 히스타민을 제압하는 대증요법에 치중하여 비염 환자에게 항히스타민제를 투여한다. 약물을 투여하면 당장은 증상이 완화되지만, 약효가 떨어지면 증상은 되풀이되고 다시 약물을 투여하는 악순환이 시작되어 비염은 만성화되어 간다. 게다가 항히스타민제 장기 투여에 따른 부작용으로 원인을 알 수 없는 다른 질환이 발생하여, 그것을 치료하기 위해 또 다른 약물을 투여하는 구조가 생긴다.

반면에 나는 비염으로 고통받는 사람에게 노경보차_비차를 1개월 마시도록 하고 그럼에도 호전 반응이 없는 경우에는 더 이상 판매를 하지 않는다. 물론 효과가 나타나면 판매를 하는 것을 원칙으로 하고 있다.

비염 환자의 대부분은 코의 문제가 아니라 몸속 장기의 문제가 비염이라는 증상으로 나타난 것이다. 이런 관점에서 현대의학의 대증요법의 문제점을 말하는 것이다. 비염 같은 만성질환은 대증요법으로 접근하면 실패할 확률이 높으며, 치밀하고 철저하게 그 원인을 밝혀야 하나 사람보다는 증상에 치중하는 서양의학의 체계상 그런 부분에 약점이 있을 수밖에 없다.

## 약을 반대하는 것이 아니라,
## 다양한 치료법을 인정하자는 것

노경보차에 대해 '비과학적'이라거나 '과학적으로 증명이 안 되었다'라고 말하는 의사나 한의사가 있을 것이다. 나는 이분들에게 이렇게 반문하고 싶다. "거꾸로 의사 선생님들께 제가 묻겠습니다. 생명의 원인이나 질병에 관해서 과학적으로 밝혀진 것이 많습니까, 아니면 못 밝힌 것이 많습니까? 또 노경보차 속에 '과학적'으로 혹은 '의학적'으로 해로운 성분이 있습니까?"

또한 이렇게 덧붙여 하소연하고 싶다. "의사 선생님! 한의사 선생님! 선생님들이 '의학적'으로 '과학적'으로 치료하는 환자들이 약으로 치료가 되었습니까? 비염, 기침, 천식, 피부 알레르기, 전립선 질환, 고혈압, 당뇨병, 불면증, 위 질환, 대장 질환, 통풍 등으로 고통받고 있는 환자들 중에 선생님들이 확실하게 병을 개선한 경우가 있습니까? 치료는커녕 부작용으로 고통받고 있는 환자들에 대해 책임감이라도 느껴본 적이 있습니까?"

노경보차는 마셔 본 분들이 밴드에 올린 글이 그 효능을 증명하고 있다. 더구나 밴드의 글은 '노경보차'를 드신 분 중 정말 소수에 불과하다.

노경보차를 개발하여 판매하면서 나는 의료인들로부터 의료법 위반 등으로 고발을 당하기도 했다. 물론 사법기관에서 무혐의 처분을 받았지만 씁쓸하기만 하다. 더구나 이렇게 효과가 있음에도 불구하고 약이 아닌 식품이라는 이유로 널리 홍보도 안 되고 파묻혀 있다시피 하다.

우리 정부에서라도 대국적인 차원에서 크고 넓게 보아 국익에 엄청난 도움이 될 것으로 판단해주기를 기대한다. 약은 부작용이 많지만 노경보차에서 개발한 차의 원료는 정부에서 지정된 식물의 원료인 미나리 씨앗, 율무, 호박, 도라지 등으로 개발하여 부작용도 없는 큰 장점이 있다고 자부한다. 해외 판로 개척은 못 해주더라도 수출이라도 용이하게 이뤄질 수 있도록 협조해주기를 기대하고 있다.

요즘 많은 분이 즐겨 보는 ≪나는 자연인이다≫라는 방송을 보면, 현대의학으로는 3개월 이상 못 산다는 진단을 받고 자연인이 되어 약초를 먹고 식습관을 바꾸어 건강을 되찾아 살고 계시는 분들을 볼 수 있다. 이런 분들을 보면 또한 노경보차의 효과가 이해가 될 것이다. 어떻게 해서 그런 결과가 되었는지 과학적으로 못 밝히는 사례는 한두 가지가 아니다. 과학적으로 못 밝히는 것은 아직 우리가 '모르는' 것이지 '비과학적'인 것이 아니다.

그리고 아토피를 비롯한 피부 알레르기, 비염, 기침, 천식, 전립선 질환, 요실금, 고혈압, 당뇨병, 불면증, 위 질환, 대장 질환, 통풍 등으로 고생하는 사람들은 처방대로 약을 먹어도 치료가 되지 않는다는 것을 더 잘 알 것이다. 나는 이러한 질병으로 고생하는 수없이 많은 사람을 위해 '노경보차'를 개발했다.

## 노경보차를 만드는 데 쓰이는 식품 재료

한약은 식품의약품안전처에서 독성 식물로 엄격하게 구분하고 있는 마황, 목통, 부자, 초오, 행인, 도인, 남성, 택사, 황련, 대황 등 약재를 사용한다. 약의 효과를 위해 독 성분을 사용하는 사례가 늘어나다 보니 한약을 먹으면 신장이 나빠질 수도 있고, 간도 나빠질 수도 있다.

## 노경보차에 쓰이는 식품(食品) 재료

| 노경보차의 주재료 | 노경보차의 부재료 |
|---|---|
| 복분자 | 감초 |
| 토사자 | 무 |
| 사상자 | 야관문 |
| 마 | 음양곽 |
| 산수유 | 공사인 |
| 구기자 | 계피 |
| 치자 | 귤 껍질 |
| 우슬 | 유근피 |
| 포공영 | 맥문동 |
| 백출 | 건강 |
| 미나리 | 익지인 |
| 수세미 | 양파 껍질 |
| 도라지 | 다시마 |
| 오미자 | 쑥 |
| 삽주 | 작약 |
| 민들레 | 배 |
| 계지 | 연잎 |
| 모과 | 완두콩 |
| 율무 | |
| 솔잎 | |
| 호박 | |

그러다 보니 한약을 꺼리는 사람도 있어 노경보차는 독 성분이 없는 식용 재료만을 이용해 '노경보차'를 개발하게 된 것이다.

노경보차는 식약처에서 지정한 식품 재료만을 사용해 특수 발효 공법으로 개발한 차(茶)다. 따라서 위에서 언급한 독성 식물은 조금도 사용하지 않는다. 대신 부작용이 없는 복분자(산딸기), 마, 산수유, 구기자, 도라지, 계피, 치자, 호박, 율무, 미나리 등을 사용한다.

예전과 달리 지금은 모든 식품의 종류와 성분을 쉽게 확인할 수 있다. 식품의약품안전처에서 원재료의 독 성분은 물론 부작용까지 분석해 인터넷 홈페이지를 통해 공개하고 있다. 궁금한 분은 식품의약품안전처 홈페이지(https://www.mfds.go.kr)의 '식품 안전 나라'를 찾아보면 식품의 재료는 물론 식품 안전 정보를 확인할 수 있다.

노경보차 밴드 글 소개

# 지푸라기라도 잡는
# 심정으로…

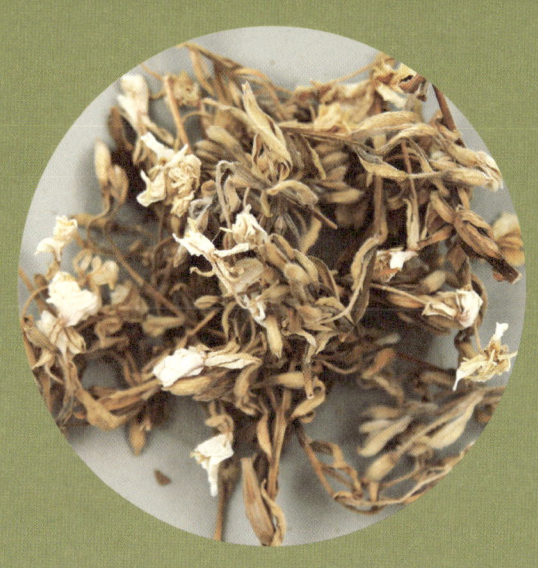

※ 포털 사이트 네이버에서 밴드로 들어간 뒤 '노경보차'를 검색하면 여기에 실린 글들과 다른
생생한 체험담들을 볼 수 있다.

## 노경보차를 경험한 분들의
## 생생한 사례

　노경보차를 먹어본 분들의 사례를 소개한다. 여기에 소개하는 글은 '노경보차'라는 밴드에 올라온 글이나 노경보차가 이메일을 통해 받은 글 중에서 선택한 것이다 이 글들은 단 한 줄도 노경보차에서 지어낸 것이 아니다. 모든 내용이 직접 먹어보고 고통에서 벗어난 분들의 자발적인 기쁨의 표현이다.

　사례 중에는 수십 년간 만성기침으로 고생하고 나중에는 천식으로 고통을 겪다가 치료를 포기한 동양화가 허OO 선생님에 대한 것도 있다. 전립선 질환으로 오랫동안 고생하다가 노경보차를 먹고 만족의 글을 올려준 분, 아이가 비염이 심하여 앉아서 잠을 자다가 이제는 편히 누워서 잔다는 내용의 글도 있다. 요실금, 비만, 고혈압, 당뇨병, 통풍, 불면증, 위장병, 만성 설사, 우울증 등으로 10년 이상 고생하다가 불과 2개월 동안 노경보차를 마시고 건강하게 생활하는 분의 놀라운 글도 있다. 간경화로 고생했던 분, 통풍으로 걷기조차 힘들었던 분, 만성신부전증으로 고생했던 분, 투석으로 고생했던 분들의 글도 있다. 모낭염을 진단받은 분이 오랫동안 먹었던 약은 항히스타민과 스테로이드제였다는 글도 있다.

　처방받은 약으로 버티면서 생활하던 분들의 글들을 살펴보면, 이분들이 얼마나 엄청난 고통을 겪었는지 알 수 있다. 참을 수 없는 고통을 말하는 부분에서는 안타깝고 눈물이 날 정도다. 그리고 노경보차로 호전되었다는 부분에서는 다행스럽다는 생각이 든다. 이분들은 병원과 한의원 등에서 안 해본 치료가 없는 분들이다. 이러한 질병들로부터 고통받는 사람들이 노경보차를 마시고, 호전되었던 내용을 밴드에 생생하게 올려주었다. 더구나 밴드의 글은 정말 소수에 불과하다. 현대 의술로도 치료가 되지 않는 것은 물론이고 한의원에서 한약을 먹고도 치료가 되지 않아 고통받았던 사람들의 글이다.

　보건복지부 관계자는 이렇게 병원과 약이 넘쳐나고 있는 현실이지만 그분들이 먹는, 또 평생 먹어야 하는 약은 치료제가 아니라는 것을 잘 알고 있을 것이다. 치료는커녕 그 약의 부작용으로 고통받고 있는 것도 잘 알 것이다. 이러한 상황에서 고통받는 사람들은 우리나라뿐만 아니라 이웃 일본도 마찬가지다. 일본은 국민의 30%가 비염과 알레르기 환자이며, 그들도 우리처럼 약의 홍수 속에서 살면서도 제대로 된 치료법을 알지 못해 고통받고 있는 것으로 알고 있다.

　지푸라기라도 잡는 심정으로 노경보차를 찾았다가 이제 새 인생을 살게 됐다며 좋아하는 분들의 환한 얼굴과 따뜻한 격려가 노경보차에게는 무엇보다 소중하고 큰 힘이다. 앞으로 더 연구하고, 구당 김남수 선생이 제자들에게 당부한 것처럼 장사꾼이 아니라 다른 사람들의 행복을 위해, 세상의 고통을 없애기 위해 더욱 노력할 것이다.

## 560까지 올라갔던 혈당 수치가
## 150까지 떨어져

윤OO(59세)
2020년 4월 3일

안녕하세요 저는 부산에 사는 59살입니다. 저는 신차를 마시기 전까지만 해도 당뇨가 560까지 올라갔습니다. 당뇨 약으로도 전혀 떨어지지가 않아서 의사 선생님께서 이런 적은 처음이라면서 입원을 하자고 권유하셨지만 일이 많아 급한 일만 끝내고 입원을 하기로 약속을 하고 나왔습니다.

그러다 우연히 지인으로부터 노경보차를 소개받고 신차랑 담국장을 한 박스 먹고 놀라운 일이 생겼습니다. 그렇게 안 떨어지는 당뇨 수치가 당뇨약을 안 먹고 공복 혈당이 150까지 떨어졌습니다. 그리고 이번에 병원에 갔더니 간호사가 놀라면서 살짝 오셔서 어머님 약 말고 다른 거 드시는 거 있죠 하시면서 계속 물어보았습니다. 계속 여쭤 보셔서 다음에 간호사님도 소개시켜드릴게요. 하면서 인사를 나누고 나왔습니다. 그리고 이 글은 당뇨로 고생하시는 분들을 위하여 도움이 되었으면 하는 마음으로 짧게나마 올려봅니다.

---

## 노경보차 덕분에 손발의 혈색과
## 따뜻함을 되찾아

송OO
2021년 4월 24일

저는 평소 당뇨로 인하여 노경보차를 먹게 되었다. 노경보차를 먹기 전에는 혈당이 600 이상이다 보니 당뇨약과 인슐린으로 관리를 해 왔다. 그럼에도 당뇨가 심하다 보니 당뇨약과 인슐린을 해도 잘 때는 손끝 발끝 감각이 없고 눈이 항상 침침하고 소변이 시원치 않고 야간뇨까지 있어서 잠도 깊이 자지 못하여 항상 늘 피로가 쌓여 생활에 의욕이 없는 삶을 살았다. 그리고 나이가 60이 되기 전에 남자로서 부부 관계도 멀리 한 지도 오래되었다. 당뇨가 심하다 보니 손 발 감각뿐만 아니라 손발에 혈액 순환이 되지 않았을 뿐만 아니라 혈색까지도 없었지만 지금은 손발에 혈액 순환이 잘 되어 손발에 따뜻함도 찾게 되었다.

저는 해운대에서 약국을 운영하고 있는 아는 약사분께서 소개하여 노경보차를 처음 알게 됐다. 지금은 노경보차에서 준 신차와 담국장을 먹고 난 후 지금은 위에서 말한 내용 중 고통 받았던 것들이 너무 많이 좋아졌고 인슐린 주사도 끊었을 뿐만 아니라 당뇨약도 이틀에 한번만 먹어도 당뇨가 너무 좋아졌고 혈당도 공복 혈당이 125까지 떨어지는 생활을 하고 있다.

## 국보급 예술인의 작품 활동을
## 연장해준 천기비

허OO (서화가 허OO 선생의 딸)
2019년 7월 3일

저희 아버지에 대한 체험을 올리고자 합니다. 저희 아버지는 89세이신데, 수십 년 동안 천식을 앓아 오셨습니다. 밤낮 끊이지 않게 가래 뱉는 소리가 일상이 되어 아버지의 고통 또한 오래된 지병이라 생활의 일부처럼 받아들여졌죠. 그동안 천식 가래에 좋다는 것은 다 해드려 봤지만 효과가 없었습니다. 2-3개월 전에는 폐렴으로 거의 위독한 상태였습니다. 병원도 가지 않겠다고 하여 어머니는 그냥 포기해야겠다고 마음의 준비를 하셨습니다.

아버지를 그냥 보내드리기에는 제 마음의 준비가 안 되었기에 저는 어떻게든 아버지를 살려보겠다는 일념으로 천식을 먼저 고쳐드려야겠다는 생각으로 약을 찾던 중, 전에 밴드를 보고 노선생님 전화번호를 입력해 놓은 것이 기억나 연락을 드렸고 선생님께서 자신 있게 추천하는 천기비를 드시게 하였습니다. 천기비를 며칠 드셨는데 가래 뱉는 횟수가 점점 줄어들더니, 아버지께서 "나 밤에 가래도 안 뱉고 잘 잤다"고 하셨습니다. 그 이후로 보름치 드시고 한 달째 드시더니 기력이 회복되시고 지금은 정상적인 활동을 하고 계십니다. 몇십 년 된 천식이 낫고 노환과 다른 지병으로 기력이 없으셨던 구십을 바라보는 노인이 다시 활력을 되찾으셨으니, 아버지 자신은 물론이고 어머니와 주변 분들이 모두 놀라워하십니다. 제가 효녀 소리를 듣고 있지요.

참고로 말씀드리면 저희 아버지는 대한민국 국보급 예술인이시거든요. 서화가 허OO 화백이십니다. 동양 전통 서화의 맥을 이 시대까지 꿋꿋하게 이어올 수 있도록 평생을 바친 분이시죠. 건강이 회복되신 후 예정되어 있던 큰상도 두 가지나 받으시고 제자들 지도하시며, 작품을 그리고 계십니다. 아직은 염증이 남아있어서 천기비를 더 드시고 계십니다.

사람의 생명을 소중히 여기셔서 이렇게 귀한 차를 연구 개발해 주신 노경보 선생님께 진심으로 감사드립니다.

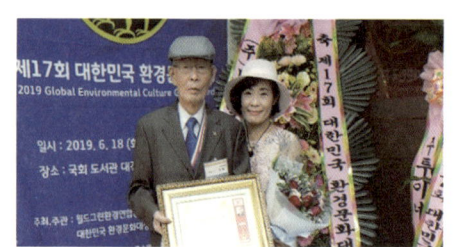

서화가 허OO 선생과 그 딸 허OO 님.

## 대차로 40년 묵은
## 두드러기를 없앤 기적

전OO(한겨레문인협회 부회장)
2021년 1월 6일

사람들은 알게 모르게 지병 하나쯤은 가지고 사는 모양입니다. 요즘은 환경적인 요인 탓에 어린아이들도 아토피나 비염, 비만 등 자신을 괴롭히는 병을 가지고 있어 이를 바라보는 사람도 안타까울 정도이니, 부모 마음은 오죽하겠습니까.

문제는 이 병이 만성화되어 나중에는 그저 그러려니 포기하고 산다는 것입니다. 심지어 지병 하나쯤은 있어야 더 오래 산다는 말까지 있습니다. 이쯤 되면 자신보다 더 큰 힘을 가진 인질범이 자신의 목숨을 위협하는 상황에서 인질범에게 심리적으로 공감하거나 연민과 같은 긍정적인 감정을 느끼는 현상인 '스톡홀름 증후군'을 넘어 인질범과 공생하는 경지에 이르렀다고 봐야겠네요.

저는 40년 넘게 두드러기로 고통을 받아왔습니다. 시인이며 수필가로 글 쓰는 일을 하는 저에게 집중력은 너무 필요한 요소임에도 집중을 할 수 없게 방해하는 병이 알레르기성 질환입니다. 특히 밤이 되면 잠을 잘 수 없을 정도로 증상이 심해져, 잠깐 덜 가려우려고 한겨울에도 자다 일어나 찬물로 샤워를 해야 했습니다. 그 당시 어느 병원에서도 원인을 모르겠다고 하니, 처음엔 의사 처방 약을 먹다가 나중에는 약사가 권하는 점점 강한 약을 먹게 되었습니다.

지금 생각하면 아찔한 일이지만, 뭘 모르면 용감하다고 약 무서운 줄을 전혀 몰랐어요. 그냥 전문가의 말을 믿는 것이 당연한 세상이었고, 하얀 가운을 입은 사람들에 대한 무한 신뢰가 마음속에 자리 잡고 있었기 때문인가 봐요. 본래 맥주 한잔의 알코올도 분해하지 못하는 간을 가진 제가 그 독한 약을 어떻게 10여 년을 먹었는지 모르겠습니다.

죽을병도 아니면서 죽을병보다 더 사람을 괴롭히는 악귀 같은 존재가 만성병이죠. 나중에는 이런 고통이 당연한 일상사가 되어 그 병과 식구처럼 함께하고 있으니 그런 사람의 삶의 질이 과연 어떻겠습니까. 의사가 못 고치는 병이 많이 있지만, 사실 죽을병이 아니면 아무래도 사회의 관심은 덜할 수밖에 없을 것입니다. 이렇게 관심 밖에서 고통받는 환자가 많겠지만, 오롯이 환자 혼자 그 고통을 감내하며 살아야 하는 것이 더 슬픈 일이기도 합니다.

그러나 세월이 흐르면서 병과 친해질 즈음 두드러기 증상도 약해졌으나, 몇 년 전부터 두드러기는 전혀 없이 등이 가렵기 시작했습니다. 피부과에서는 피부가 건조해서 생기는 병이라며 먹는 약과 연고를 처방해주었지만, 전혀 효과가 없었습니다. 약을 장기간 투여하거나 바르는 것도 좋지 않겠다는 생각에 인터넷을 뒤져서 스프레이식으로 뿌리는 미스트 제품을 구매하여 사용하기 시작했습니다.

그러나 하루에 열 번 정도를 뿌릴 때마다 식구들의 손을 빌려야 하는 불편함이다. 뿌린 후 톡톡 두드려줘야 하는 불편함에 제가 스프레이를 들고 다가가면 외면하는 식구들에게 섭섭한 마음이 생기기에 이르렀습니다. 하기는 뿌리는 것도 귀찮은 일이지만 뿌린 후에 톡톡 두드리면 손이 끈적이는데, 한두 번도 아니고 하루에 여러 번씩 반복해야 하는 일이니 식구들은 또 무슨 죄인지 하는 생각도 들었네요.

그러다가 노경보차를 만나게 되었습니다. 밴드에 올라온 후기 글을 하나도 빠짐없이 낱낱이 다 읽게 되었고, 우선 약이 아니라 차라는 말에 솔깃해졌습니다. 지난 12월 22일부터 보내온 차를 마시기 시작했으며, 24일부터 효과가 나타나기 시작했습니다. 오랜 세월 좋다는 병원은 다 다녀보면서 실망해왔기에 큰 기대는 하지 않았지만, 가려운 증상이 현저히 줄어 자기 전에 한 번만 스프레이를 뿌리게 되자 신기해하면서 저는 방심하기에 이르렀습니다.

평소 별명이 빵순이였을 정도로 빵을 좋아한 저는 밀가루 음식을 먹지 말라는 노선생님의 말을 흘려듣고, 빵도 먹고 애들이 시켜 먹던 탕수육의 유혹도 떨치지 못하고 몇 점을 맛있게 먹고 말았습니다. 그리고 그다음 날 예전 상태로 돌아가고 말았습니다.

저는 고민에 빠졌습니다. 이 상황을 설명해야 하는데 밀가루와 특히 기름에 튀긴 밀가루 음식을 먹은 사실을 이실직고해야 할지 말지를 고민하다가 이실직고하기로 마음먹었습니다. 노선생님에게 전화해서 상황을 설명하고 음식 이야기를 하려는데, 노선생님은 내 죄를 다 알고 있다는 듯이 대뜸 "제 말 안 들었지요?"라고 묻는 말에 그냥 "네"라고 대답할 수밖에 없었습니다.

학창 시절에 규칙 하나 어기지 않았던 FM 같은 학생이었던 저는 지시 사항을 잘 따를 것을 약속하고, 빵과 밀가루 음식을 끊었더니 다음 날부터 서서히 증세가 호전되기 시작했습니다. 제 성격 탓인지는 몰라도 하루에 조금씩 눈에 띄지 않을 정도로 나아지는 것이 저는 더욱 믿음이 가고 마음에 듭니다. 또 전화해서 증세를 체크하며 열성적으로 설명하는 노선생님의 모습에서 그분의 확신과 진정성을 보게 됩니다. 오늘도 남모르게 아픔으로 고통받는 이들에게 조금이나마 제 글이 위안이 되고 용기가 되기를 바랍니다.

그리고 노경보 선생님께 깊은 감사를 드립니다. 저처럼 오랜 세월 난치성 증상으로 고생하는 이들에게 귀인이 되고, 헌신적으로 정성을 다하는 노경보 선생님. 늘 활력이 넘치시고 하시는 일도 번창하시길 바랍니다. 노선생님처럼 사회에 도움을 주고 봉사하고자 하는 일에 공감하는 사람이 늘어나고 또 그런 분의 사업이 잘 풀려야 더 행복한 세상이 빨리 옵니다.

노경보차에는 식품에서 뽑아낸 추출물 외에도 따뜻한 위안의 마음이 녹아있기 때문이지요. 저는 언론사의 편집위원도 하고, 지금도 글쓰기와 관련된 일을 하고 있지만, 노선생님이 지금까지 베풀면서 살아오신 신문 기사를 읽어보고 많은 감명을 받고 드리는 말씀입니다.

대차를 마시는 시간,
행복을 느껴

전OO (한겨레문인협회 부회장)
2021년 1월 20일

차, 커피, 코코아는 세계 3대 무알코올 음료로 맛과 향기에서 각각의 독특한 특징을 가지고 대중의 사랑을 받고 있답니다. 이중 커피, 코코아와 달리 일반적으로 차(茶)는 동양의 음료라는 인식이 있는데, 역사적으로는 허준이 『동의보감』에서 차를 "영약(靈藥)"이라 하여 그 약효를 극찬한 바 있습니다.

노경보차라는 이름에는 제도적인 규제에 대응하는 고심이 눈에 보여 안타까움을 더하게 하지만, 차의 효능에 관해서는 제 이름과 명예를 걸고라도 고통받는 이들에게 널리 알리고 싶은 마음이 듭니다. 이에 저는 지난 1월 6일 처음 대차 후기 글을 올린 후, 그 후 경과보고를 겸해서 대차 복용 4주 후기를 올려봅니다. 일전에 말씀드린 대로 저는 40년 넘게 두드러기로 고통을 받아왔습니다. 그 때문에 맥주 한잔의 알코올도 분해하지 못하는 간을 가진 제가 무식하게, 그 독한 약을 10여 년간 복용하였습니다. 하지만 저의 가려움증은 전혀 개선되지 않았습니다.

그런데요, 참으로 놀라운 일이 벌어졌습니다. 기적의 노경보차를 4주 먹었는데, 이제 가려움증이 90% 정도 완치되었습니다. 지난 40여 년 동안 한의원, 대학 병원 등 유명한 곳은 다 찾아 다녔지만, 이 지병을 고치지 못했는데 대차를 마신 후 거짓말 같은 일이 벌어진 것입니다. 믿어지시나요? 하긴 오랜 기간 만성병에 시달려 아무런 명약도 소용없다고 생각했던 저와 가족들조차 지금 혀를 내두르고 있습니다. 너무 신기하여 몇 번이나 거울을 보며 가려운 부위를 쳐다보았는데, 정말 기적 같은 일이 일어났습니다. 늘 긁어서 벌겋든 부위가 마치 새순이 돋듯 살갗이 정상대로 돌아오고 있답니다.

선생님의 말씀을 듣고 저는 음식과 대장과의 상호 관계의 중요성을 알게 되었습니다. 현대의 식습관으로 대장의 기능이 좋지 않아 생긴 여러 질병이 대차를 마신 후 대장 기능의 정상화로 상태가 호전되었습니다. 더군다나 선생님께서 차를 마시면서 먹지 말라고 한 밀가루 음식과 튀김 음식이 한국인에게는 맞지 않는다는 것과 음식의 중요성을 절감했습니다. 또 비염, 아토피, 두드러기, 통풍, 고혈압, 당뇨병, 신장병 등의 만성질환이 대장이나 신장 등을 정상화함으로써 낫게 하는 방법과 그 발상이 너무 신선하게 다가왔습니다.

더 놀라운 점은 가려움증만 사라진 게 아니고 내 노력으로는 절대 뺄 수 없었던 살이 빠져 차츰 슬림해지면서 옷 입는 데도 자신감이 생기고 삶의 품격이 높아졌다는 사실입니다. 그야말로 일거양득, 일석이조가 따로 없네요. 대차를 마실 때마다 느끼는 행복을 어디에다 비유할까요? 확실히 노경보차는 희망이며 기적입니다. 감사합니다.

### 살이 빠지면서 5년 동안 먹던
### 고지혈증 약도 끊어

전OO(한겨레문인협회 부회장)
2021년 2월 15일

작년 12월 22일부터 노경보차를 마시기 시작해서 1월 6일, 1월 20일에 후기를 올렸고, 이번에 세 번째 후기를 남깁니다. 그렇게 오랜 기간 저를 괴롭히던 가려움증에서 벗어나 정상적인 일상을 되찾게 되어 노선생님께 뭐라 감사의 말을 드려야 할지 모르겠습니다. 두 달 가까이 '대차'를 먹다 보니 처음 목적과 달리 생각지도 않았던 다른 효과까지 덤으로 얻게 되어 기쁨이 두 배가 되었습니다.

첫째는 중년 이후로 꾸준히 늘어나던 체중이 2kg이 빠졌는데 주로 뱃살이 많이 빠져 전체적으로 슬림해 졌으며, 꽉 끼던 옷들을 편하게 입게 되었습니다. 둘째는 지난 5년간 복용해오던 고지혈증 약에서 해방되었습니다. 보험을 가입하면서 현재 먹는 약으로 고지혈증 약을 신고했는데 혈액 검사 결과 아무 이상이 없는 것으로 나와 5년 만에 처음으로 좋은 성적표를 받은 기분입니다.

제가 오빠를 제외하고도 위로 언니가 셋인 막내인데 저의 경과를 지켜보던 첫째와 둘째 언니가 바로 노선생님과 통화를 하고 차를 복용한 후 큰 효과를 보고 만족해하고 있습니다. 언니들의 자세한 증상은 제가 말씀드릴 수 없지만, 나중에 언니들의 허락을 받아 말씀드리기로 하고 셋째 언니도 조만간 노선생님을 찾겠다고 하니 온 가족이 노경보차의 혜택을 보고 있는 상황이 되었습니다. 노경보 선생님 감사합니다.

우리나라는 지난 수십 년간 한방과 양방의 분쟁을 겪었습니다. 어찌 보면 한방밖에 없던 지역에 양방이 들어와 교육 제도를 통해 기득권이 되었고 양방의 주인 행세에 한방은 제도권에 진입하기 위해 많은 어려움을 겪었습니다. 그 와중에 침이나 뜸 등 경계에 놓인 많은 의술들이 고초를 겪어야 했습니다. 모든 분쟁에서 가장 큰 피해를 보는 것은 엉뚱하게도 양쪽 경계에 놓인 것들이 많습니다.

2000년 들어 정부에서 추진한 '천연물 신약' 개발 정책은 양쪽에서 공히 자기들 영역이라고 주장하며 또 다른 분쟁거리가 되었던 적도 있습니다. 노경보차는 그런 분쟁을 피해 약이 아닌 '천연물 식품'으로 개발한 것으로 보입니다. 그럼에도 양쪽으로부터 공격을 받고 있는 것 같아 안타까운 마음입니다.

경제적 이득이나 시장 진입을 막기 위해 이제는 양쪽이 같이 기득권 행세를 하는 모양이라 씁쓸하기도 합니다. 그래도 응원하는 사람들이 많이 있으니 힘내시기 바라며, 노경보차에 무릎 꿇고 콜라보레이션을 제안할 날이 머지않았음을 확신합니다. 노경보차는 제게 희망과 기쁨을 주었습니다.

## 아토피에 시달렸던 여아의 피부에
## 딱지가 앉기 시작해

간호사인 아기 엄마의 글

저는 간호사입니다. 셋째를 낳은 기쁨도 잠시, 100일 후부터 얼굴에서 시작된 아토피는 걷잡을 수 없이 온몸을 가려움과 진물로 덮었습니다.

여러 병원과 한의원을 다녔지만, 부작용만 따를 뿐 호전이 되지 않아 몸도 마음도 만신창이였습니다. 여러분도 저와 같은 처지라면 정말이지 지푸라기라도 잡고 싶은 심정일 것입니다. 그러던 어느 날, 지인의 소개로 노경보차 카페를 알게 되었고, 먼 거리라 지인의 도움으로 방문을 했습니다. 기능성 차라는 생소한 것이었지만 사장님의 열정과 확신에 힘입어 차를 구해서 조금씩 먹었습니다. 부작용이 없다는 것이 선택에 있어 결정적이었습니다.

첫 번째 변화는 변이 좋아졌고 점차 가려움이 줄어들고 진물 나던 피부가 딱지가 앉으며 좋아졌습니다. 차를 복용한 후 약 25일이 지나자 아기가 예전의 뽀얀 피부로 돌아온 모습에 저는 너무나 기뻤습니다. 아직 완치는 아니지만, 진물이 나지 않고 덜 가려워 잠을 오래 자는 것만으로도 효과가 있음을 확신하며 부작용이 없고 이렇게 빠른 기간 안에 효과를 보는 것은 기적과 같은 일이라고 생각합니다.

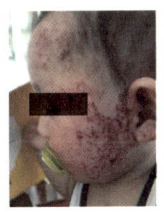 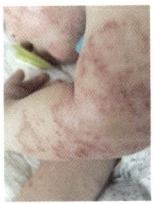 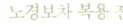 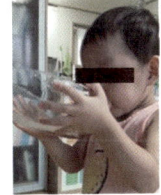

노경보차 복용 전

노경보차 복용 후

---

## 아버지와 아들이 함께,
## 평생 고생한 비염을 고쳐

홍OO(언론 칼럼니스트)
2020년 11월 22일

오랜만에 기분 좋은 사람을 알게 되었다. 성격도 급하지만, 달리 보면 시원시원하고 무엇보다 자신의 이익보다는 환자를 먼저 챙기는 그런 신념이 참 좋다. 이는 아마도 그 자신도 비염으로 고통을 당한 환자였기 때문에 그런 신념이 생기지 않았나 생각된다. 자기 확신도 강하지만, 순수한 사람이란 것이 언뜻언뜻 드러나 어떻게 보면 매우 믿음이 가기도 한다. 그 사람이 누구냐면 바로 노경보차를 개발한 노경보 선생이다.

나는 은행 고위직을 은퇴하고 은행 자회사에서 임원으로 근무한 후, 지금은 신문사에 사설, 칼럼, 기획 기사를 주로 쓰는 작가로 활동하고 있다. 어릴 때부터 50년 넘게 알레르기성 비염으로 고생을 해왔으며, 아들에게도 재산 대신 비염을 물려주었다. 동창 중에 이비인후과 의사가 둘이 있지만, 누구도 나를 못 고쳤고, 우리 아들도 마찬가지로 못 고쳤다. 나는 1년 내내 콧물 때문에 시달렸으며, 특히 봄과 가을에는 콧물이 너무 심해서 하루에 휴지 한 통도 모자랐다.

노경보차를 받아서 그 고통 때문에 먹기는 했지만, 사실 기대도 안 하고 마셨다. 그런데 3일째 되는 날 기적처럼 콧물이 멈췄다. 도저히 믿을 수가 없었다. 50년 넘게 지속된 증상이 어떻게 3일 만에 멈춰질 수가 있는가, 하는 생각에 이르자 나는 겁이 더럭 났다. 이 차를 계속 먹어야 할지 말아야 할지 대책이 서질 않았다.

그러다가 노경보 선생이 한 말이 생각났다. "혈압약이나 당뇨약처럼 평생 먹어야 하는 약은 치료제가 아니다"라는 말을 떠올리고, 그 말대로 난 다 나은 것 같으니 노경보차를 그만 마시기로 생각하고, 남은 차를 아들에게 먹으라고 했다. 아들이 퇴근해서 집에 올 때면 난 멀리서도 아들이 집에 오는 것을 안다. 비염이 심한 아들은 엘리베이터에서 내리면 재채기를 하니까 그 소리를 듣고 아들이 온 것을 아는 것이다. 그리고 집에 들어와서는 계속 킁킁대며 돌아다니니, 곰 한 마리가 집안을 돌아다니는 것 같다.

비염을 고치는 차가 있으니 먹으라는 내 말에 아들이 처음에는 믿지 않는 눈치여서 강제로 차를 먹였다. 약을 먹기 시작한 지 3일이 지난 후에 저녁 식사하는 아들에게 "왜 오늘은 킁킁대지 않느냐?"고 물었더니 아들은 깜짝 놀라며, 그 증상이 없어진 것을 전혀 모르고 있었다는 것이다. 너무 놀라운 일이 우리 부자에게 벌어진 것이다.

그때 마침 노경보 선생한테 연락이 와서 나에게 효과가 있는지 물어 보길래, "나는 3일 만에 깨끗이 나아서 차를 그만 먹고, 남은 차는 아들이 먹고 있다"라고 했더니, 내게 막 화를 내는 것이었다. "장을 튼튼하게 해서 비염을 잡는 중인데, 장이 정상을 되찾기도 전에 차를 안 먹으면 어떻게 하느냐?"며 나 같은 사람에게는 차를 안 팔겠다며 전화를 끊어버리는 것이었다.

정말 못 말리는 사람이다. 더구나 내 동창인 이비인후과 의사 둘 중, 한 친구는 고1 때 내 생일선물로 두루마리 휴지 한 박스를 사온 친구다. 친구들이 다 알 정도로 학교에서 코를 심하게 푸는 비염을 앓고 있었다는 뜻이다. 지금까지 누구도 못 고친 병인데 3일 만에 그 증상이 없어졌으니, 본인인 나도 믿기지 않는데 내 말을 누가 믿겠는가. 이비인후과 의사한테 전화해서 나와 아들 상황을 얘기했더니 그 친구도 믿지를 않는다.

이게 현재 의료계 실상이다. 나는 노경보 선생을 보면 계속 새로운 무엇인가를 시도하고 또 만들어내는 천재가 아닐까, 하는 생각을 하게 된다. 의약계의 악습인 리베이트 문화를 없애겠다고 검찰청 앞에서 1인 시위를 하지 않나, 또 보건복지부에 오물을 투척하러 갔다가 잡혀서 경찰 조사를 받은 기사를 보고는 양심에 어긋난 일을 보면 참지 못하는 사람이라는 것도 알게 되었다.

무슨 일이든 처음으로 하는 사람은 기왕에 자리를 잡고 앉은 기득권자들에게 많은 공격을 받게 되어 있다. 그러니 노경보 선생을 의사나 한의사가 가만히 놔두겠는가. 그러나 고소 고발을 해서 조사를 해 봐도 아무런 문제점이 없으니 어떻게 하겠는가. 이쯤 되면 노경보 선생을 시기하는 요즘 의학계에 실망스러운 생각이 들지 않을 수 없다. 양의학계나 한의학계가 서로 다투듯이, 서로 체계가 다른 것인데도 불구하고, 자기가 속한 체계가 아니면 비난하거나 비과학적이라고 매도하는 짓처럼 불합리한 것은 없다. 자기가 속한 체계의 이론으로 해석이 안 되면 그냥 "우리는 모르겠다" 하면 될 것인데, "비과학적이다"라고 주장하는 행동이야말로 정말 비과학적인 태도인 것이다.

환자들을 단지 자신들의 경제적인 목적을 위한 시장이라고만 생각하는 의료인이 있는 한, 이런 상황은 쉽게 없어지지 않을 것 같다. 지금도 그들이 고치지 못하는 병을 가진 환자들은 그냥 방치되거나 아니면 그들이 고치지도 못하면서 붙들고만 있다.

만약 어떤 천재가 나타나 그들이 못 고치는 환자를 치료했다면, 일말의 양심이 있는 의사라면 당연히 어떤 원리로 치료가 되었는지 알아봐야 정상일 것이다. 그러나 그들은 그런 내용을 알아보기는커녕 벌떼처럼 들고 일어나 그 천재를 퇴장시키고, 자신들의 시장을 굳건히 지킬 것이다. 그것이 그들의 협회나 단체가 있는 주요 이유이기도 하다. 그러나 그들이 아무리 그래 봤자, 노경보차의 위력을 꺾지는 못할 것이다. 이렇게 효능이 뛰어나고 아무런 부작용이 없는 차를 어디서 찾을 수 있겠는가.

나와 아들은 노경보 선생의 열렬한 지지자가 되었다. 나를 고통에서 구해준 사람을 지지하는 것은 너무나 당연한 일일 것이며, 나를 고치지도 못하면서 노경보 선생을 괴롭히는 사람이 있다면 그 누구라도 가만히 있지 않을 것이다. 환자의 고통에는 눈 감고 자신의 영역만 지키려는 의료인은 반성해야 할 것이며, 비염으로 고통받는 의사들부터 먼저 노경보차를 마셨으면 좋겠다는 생각이 든다.

아울러 노경보차가 빨리 널리 알려져서, 국내는 물론 해외에서도 노경보차를 기다리는 사람이 엄청나게 늘어나 우리나라의 위상을 높이고 수출도 많이 일어나기를 기대해 본다.

―

## 노경보차의 종류를 변경한 후
## 더 큰 효과를 얻어

홍OO(언론 칼럼니스트)
2021년 2월 11일

우리 부자(父子)는 노경보차의 팬이 되었다. 작년 11월 22일에 비염에 대한 후기를 올리고 그 후 2개월이 넘는 시간 동안 있었던 일들의 경과를 공유하고자 한다. 만성 질병으로 고통받는 사람들이 모인 밴드는 지속적인 피드백이 무엇보다 중요한 요소라는 생각이 들기 때문이다.

우선 나는 50년 넘게 나를 괴롭히던 비염이 노경보차를 마신 후 단 3일 만에 그 고통에서 해방되었다. 노경보 선생과 그 후, 경과를 예의주시해 왔으나 지금까지 다른 변화가 없다. 더구나 올겨울 서울은 영하 십몇 도의 강추위가 여러 번에 걸쳐 계속되었으나 콧물 한 방울 흘리지 않는 '강철코'로 바뀐 것 같아 신기하기 이를 데 없다. 도저히 지금까지의 내 상식으로는 이해가 되지 않고 내 친구인 이비인후과 전문의도 이해 못 하기는 마찬가지다.

장의 기능을 정상화하는 차를 단 3일을 먹었을 뿐인데 50년 넘게 나를 괴롭히던 비염이 사라졌으니 의학 전문가가 아닌 내가 이것을 어떻게 설명하겠는가? 더구나 노경보 선생조차 나에게 대장이 본래의 기능을 되찾기 전에 차를 끊었다고 화를 내시는 판에 나는 그냥 유구무언이다. 내게 대장 기능의 불균형이 일어나 다시 비염이 시작되면, 난 절대로 병원에 가지 않고 노경보차를 마시게 될 것은 너무나 당연하고 분명한 일이다.

나는 남은 차를 아들에게 먹였으며, 지엄한(?) 아빠의 권유에도 아들은 믿지 않는 눈치더니, 복용 3일 만에 킁킁거리는 상태가 없어져 간신히 곰에서 사람으로 탈바꿈시켜 놨으나, 그 후에는 개선 진도가 잘 나가지 않는 것이었다.

'비차'도 퇴근 후와 아침 출근 전 두 번만 먹어서, 애들 엄마가 가방에 챙겨줘도 회사에서는 절대로 안 먹는단다. 게다가 다이어트를 한다며 매일 닭가슴살에 이상한 소스를 뿌려 먹질 않나, 인터넷으로 구매한 '프로테인 바'라는 이상한 것들만 골라 먹으니, 어떻게 대장이 정상으로 돌아오겠는가. 그러면서 내게 하는 말이, 더 이상 효과가 없는 것 같으니 그만 먹겠단다. 개구리가 올챙이 시절 생각 못 한다고, 인간이 이래서야 어디 쓰겠는가. "너! 킁킁거리는 거 없어져서 이젠 숨도 제대로 쉬게 되었고, 아침마다 세면대에 코피를 흘려 놓던 증상이 다 없어진 거 벌써 잊었느냐? 너 어릴 때부터 아빠 친구인 이비인후과 의사 두 명도 널 못 고쳐서 지금까지 고통받은 일도 이젠 다 잊었느냐?" 이렇게 말했더니 대답을 못 한다. 사람이 이렇다. 노경보 선생이 이런 말을 전해 듣고 바로 다른 차로 바꿔주셨다.

80%의 비염 환자는 '비차'를 먹으면 효과를 보지만, 나머지 20%의 비염 환자는 한 곳만 정상화시켜서는 안 되는 사람이거나 코 기형으로 외과적 수술이 필요한 사람이라고 한다. 그 차를 마시고 5일이 지나자 아들의 태도가 바뀌었다. 퇴근해서 집에 오면 차부터 찾

는다. 웬일이냐고 물었더니 아들의 대답이 바꾼 차를 먹은 후 비염에서 해방되는 것을 스스로 느끼게 되었단다. 나는 노선생님의 말을 떠올리며 다시 한번 놀라지 않을 수 없었다. 이제 아들도 완치되어 우리 부자는 노선생님께 똑같이 신세를 졌다. 노경보차를 마시고 큰 고통에서 벗어났으나 그 다음 개선 진도가 더딘 분들은 부디 노경보 선생과 상의해 다른 차를 먹는 방법을 생각해보면 좋겠다.

　노경보차가 대사 기능을 좋게 하고 우리 몸의 면역력을 키움으로써 자연치유력을 높여서 만성병을 낫게 한다는 설명에 나는 적극적으로 동의한다. 세균이나 바이러스성 질환, 외과적인 수술이 필요한 병에는 현대 의학의 도움이 필요하겠지만, 현대 의학에서조차 손을 못 쓰는 만성병 환자에게는 한 줄기 빛 같은 차(茶)인 것은 틀림없다. 그런데도 양의나 한의 쪽에서 환자의 병을 지키려는 것이 아니라 환자 시장을 지키려고 노경보 선생을 괴롭히는 일들이 개탄스럽다.

　내 비염 하나 고치지 못하는 실력으로 자기들의 시장은 지키고 싶은 모양이다. 난 감사한 마음으로 노경보차를 마시고 또 주위에 고통받는 사람에게 권유할 것이다. "노 선생님! 화이팅! 그리고 감사합니다."

―――

## 천기비차로 마른기침 사라진
## 6세 여아의 사례

서○○
2020년 4월 25일

몇 달 전 비차 복용 후 제 아들의 심한 알레르기성 비염과 알레르기성 피부염이 너무 좋아져서 치험례를 올렸었는데 오늘은 조카의 치험례를 올려볼까 합니다. 조카는 6세 여아로서 감기를 자주 앓고 밥도 잘 먹지 않았었네요. 노경보차를 복용하게 된 이유는 아침마다 마른기침을 하고 이후 하루 종일 간헐적으로 '음! 음!' 소리를 내는 증세가 있어서였습니다. 병원에 가서 상담 결과 스트레스로 인한 '틱 장애'라는 진단을 받았습니다.

　노경보 선생님께서 천기비차를 권해 주셔서 한 달 반가량을 연속해서 복용한 결과 기침과 틱 장애 증세가 자연스럽게 사라졌고 복용 중 밥을 잘 먹어서 볼이 통통하게 오르는 걸 보았네요. 아이가 정서적으로도 안정돼서 짜증 한번 안 내고 편안하게 집중해서 잘 놀고 있습니다. 심한 난치병은 아니지만, 단기간 복용으로 만성화되기 쉬운 호흡기 불편감이 사라지고 면역 기능이 좋아지니 신기하고 기쁘네요.

　아이 엄마인 제 동생은 노경보차에 대한 신뢰가 생겨 증세가 없어도 질병 예방과 건강 유지를 위해 노경보차를 주기적으로 먹이고 싶다고 합니다.

### 소아과와 한의원에서
### 고치지 못한 비염이 호전돼

이OO
2021년 1월 16일

저는 열 살 된 쌍둥이를 키우는 엄마입니다. 둘 다 미숙아로 태어나서인지 쌍둥이들이 어릴 때부터 잔병치레를 많이 했지만 특히 큰아이가 감기에 걸리면 최소 2~3주가 지나야 나았습니다. 쌍둥이지만 큰아이가 작은아이보다 키도 7센치나 작습니다.

비염 때문에 차이가 난다 생각해서 소아과도 열심히 다녔지만 작년 봄부터 목에 가래가 낀다며 음음 소리를 내기 시작했고 소아과에서 계속 약을 먹여도 차도가 없었고 항생제까지 써 봤지만 아무런 효과가 없었습니다. 소아과에선 할 수 없다며 이렇게 살아야 한다고 그랬습니다. 그러다 어린이 전문 한의원에 가게 되었고 비쌌지만 아이가 힘들어 하니 큰맘을 먹고 두 달을 먹였습니다. 한 달쯤 먹고 나서 좋아졌고 두 달이 지났을 땐 거짓말처럼 깨끗이 나았습니다. 다 나았다고 생각했는데 가을이 되고 감기에 걸리면서 다시 가래가 목에 낀다며 음음 소리를 내는 것입니다. 한의원을 다니며 나았다 생각했는데 전혀 아니었습니다.

코로나19로 아이들이 집에서 원격수업을 했기에 따뜻한 물을 먹여가며 그냥 지내다 지인의 얘기를 듣고 노겸보차에 가게 되었습니다. 첨엔 긴가민가 싶었지만 선생님 말씀을 듣고 나니 뭐가 잘못된 건지 깨닫게 되었습니다. 보름치를 지었고 첨엔 효과가 없는 듯했으나 일주일이 지나니 마른기침은 거의 사라졌고 가래 낀다고 하루 종일 음음 거리던 소리가 오전에만 내는 거였습니다. 한약을 먹을 땐 배가 아프다고 학교에서 급식도 못 먹고 오는 날도 많았지만 노겸보차 천기비를 먹고 나선 식품발효차라 그런지 배가 아프다는 말도 없이 잘 먹고 있습니다.

오늘 가서 선생님께 상담받고 왔는데 앞으로 더 많이 좋아질 거라 생각됩니다. 꾸준히 천기비 복용하면서 음식도 가려먹이고 있구요. 다 나으면 키커차도 먹일 예정입니다. 갈 때마다 좋은 말씀 해 주시는 선생님 감사드리며 완전히 다 낫고 키커차 먹은 후에 결과 한 번 더 밴드에 글 올리겠습니다.

―――

## 당뇨약까지 끊고 신차를
## 복용한 결과의 놀라움

김OO
2021년 1월 8일

"음식으로 고치지 못한 병은 약으로도 못 고친다." 저는 평소에 건강에 관심이 많아 자연치유법 같은 건강 서적을 틈틈이 읽었습니다. 2018-2019년 좀 무리하게 일을 한 저는 급성방광염 신우신염이 왔습니다. 병원에서 치료하고 일상은 또 반복이었습니다.

그러던 중 당뇨가 온 걸 무시하고 지내다 2019년 11월 17일 졸음운전으로 혼자 톨게이트를 박고 코뼈가 골절되었습니다. 가족력이 있는데도 아직은 "설마 벌써!"라고 생각했었지요. 졸음운전의 궁극적인 원인은 피로감과 함께 오는 당뇨가 문제였던 겁니다. 병원에 가서 검사를 해보니 당화혈색소가 9.0으로 나왔습니다. 인슐린과 함께 바로 당뇨환자가 되었지요. 항생제 진통제 인슐린 당뇨약 등으로 제 몸속의 장기들이 너무 놀라며 간은 간경변, 지방간이라는 병명을 안게 되었고 입원 14일 후 퇴원했으나 2020년 1월에 신우신염으로 입원을 하게 됐습니다. 항생제가 안 맞아 바꾸다 보니 입원 기간이 17일이 지나서야 퇴원을 했습니다.

간경변증, 신뇨세관, 관질질환 등으로 의사 쌤이 우루사를 한 달 처방해 주셨고 저는 함량이 너무 쎄 보여서 몇 알만 먹고 안 먹었습니다. 한 달 후 병원을 찾았을 때, 저에게 우루사 먹고 좋아졌다고 말하면서(의사 쌤 혼자 생각) 6개월 치를 처방해 주시네요. 그때는 약 안 먹었다는 말은 못했네요. 의사 쌤 시키는 대로 해야 되는 줄…. 우루사 6개월 치를 처방해 줄라니 약값이 많이 나온다고…. 저를 생각해서, 저를 난치성 환자로 등록해 버리고….

저는 신장 난치성 간 질환으로 보험은 더 이상 넣을 수가 없게 됐지요. 당뇨약도 아침 저녁 한 알씩 복용인데 저는 정말 신약이 싫은 겁니다. 약의 부작용도 조금 알고 있었고

간경변증, 신뇨세관, 관질질환 등으로 우루사를 처방받은 처방전

먹지 않고 남아 있는 우루사 약

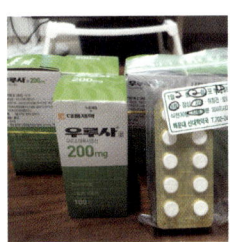

웬지 저 약들을 먹음 간이 치료되는 게 아니라 더 힘들어 질거 같더라구요. 우루사가 부작용이 있다기보다 입속으로 들어오는 모든 것들을 해독하는 공장이 간이기에 해독하려면 힘들겠다는 단순히 저의 생각으로 안 먹었네요. 그래도 한편으론 불안한 마음도 조금 있었습니다.

2020년 2월에 노경보차를 듣고 밴드에 가입해서 많은 분들의 치유 소식을 접하고 관심 있게 보았습니다. 한 달 전 두 딸을 데리고 드디어 노경보차를 방문했지요. 역시 노경보 선생님이 말씀하시는 식습관의 나쁜 예를 듣고 많은 공감을 했습니다.

제가 먹고 있는 당뇨약 또한 오래 복용하면 부작용이 따른다는 것을 네이버에서 보고 익히 알고 있었지요. 그리고 간이 안 좋으면 몸에 아무리 좋다고 해도 함부로 먹으면 안 된다는 것과 신장 또한 나빠진다는 것두요. 신약 또한 마찬가지라서 간에서 해독하려면 정말 힘든 거지요. 그러나 정말 다행히도 노경보 선생님의 신차는 발효차라는 거지요. 산수유 오미자 구기자 등 정말 좋은 재료를 발효해서 만든 것이기에 더 확신을 갖고 신차를 들고 온 그날부터 저는 당뇨약마저 끊고 오로지 신차만 먹었습니다. 20일을 잘 챙겨 먹고 드디어 12월 17일 검진 날이 왔습니다.

지금부터 정말 중요합니다. 간 검사 결과가 당뇨로 인한 지방간 말고 다 정상이라고 합니다. 의사 쌤께서 "우루사 잘 챙겨 먹었냐"고 묻길래, "아니요"라고 대답하니 "잘했다"고 합니다. "언제부터 안 먹었냐" 묻길래 "처음 한 달 분 주실 때 몇 알 먹고는 아예 안 먹었습니다"라고 대답하니 또 "잘했다" 합니다.

솔직히 너무 어이가 없었고 화가 났지만 제가 대뜸 "선생님 정상 수치 나왔으니 난치성 등록 자료 좀 지워주세요" 하니 알겠다고 다 빼주시더라구요. 여러분은 어떤 생각이 드시나요? 의사 쌤들도 어쩔 수 없는 관행이 있겠지요. 제가 우루사를 6개월 치 처방 받고 든 생각이 간이 이리도 안 좋은가? 그리고 한편으로는 ××× 단어가 생각났습니다. 여튼 기분 안 좋았지만 기록을 다 빼주시니 그걸로 위안을 삼았답니다.

이 글을 쓰면서 또 생각해보니 정말 어이가 없었네요. 아파서 병원을 가고 또 의사 쌤 말 잘 듣고 약 잘 먹고 했음 병이 치료가 되어야 하는데…. 잘 생각해 보세요. 고혈압이 시간 지나면 당뇨가 오고 약 때문에 간도 위도 변비도…. 그래서 나중에는 약이 한 움큼이죠. 약은 약을 더 부른다는 걸 제가 식품 공부를 하면서 알았기에 병원 약을 무조건 믿지 않고 조절한 게 정말 다행이지요. 우루사 200ml씩 두 알을 아침 저녁으로 하루 800ml 씩을 6개월간 먹었다면 간이 정상이 됐을까요? 아마도 난치성으로 계속 처방받았을 거 같아요.

무소의 뿔처럼 확신에 찬 노경보 선생님! 자연치유법 발효차를 믿고 먹을 수 있도록 해주심에 다시 한번 더 감사드립니다. 당뇨약을 안 먹었는데도 당화혈색소 수치가 조금

내린 7.0으로 더 나빠지지 않아서 더 뿌듯했어요. 신차 잘 챙겨 먹고 당뇨 까짓 거 쑤욱 낮춰야지요. 어떤 걸 선택해서 먹느냐는 본인의 선택이지만 저는 감히 말씀드리건대 약에만 너무 의존하지 말고 원천적인 식습관 운동 등을 고쳐 나가고 병이 생기고 합병까지 오면 돈도 마음도 더 힘들어집니다.

그 전에 지금이라도 노경보 선생님의 발효차를 권합니다. 오늘 암보험 설계를 했는데요. 참고로 제가 설계사예요. 표준체로 암보험 가입이 되는 겁니다. 그보다 간이 좋아져서 더 기쁘구요. 여러분들도 건강할 때 건강 잘 챙기세요.

글이 좀 길었습니다. 일 년 넘는 과정을 낱낱이 보여드리려 하니 그리고 밴친님들의 글도 많은 도움이 됐습니다. 제 글도 밴친님들에게 조금이나마 도움이 됐음 합니다.

———

### 비염으로 인한 콧물이
### 현저하게 줄어들어

김OO
2021년 1월 13일

선생님의 비차 3박스째 먹고 있습니다. 선생님께 감사한 마음을 이렇게 밴드에 올립니다. 저는 혈관운동성비염으로 고생을 하고 있었습니다. 평소엔 괜찮은데, 뜨거운 음식이나 매운 음식을 먹으면 콧물이 많이 흘러서 함께 식사하는 게 민망하게 느껴진 적이 너무 많았습니다. 비염은 양방에서는 고칠 수 없다는 걸 알고 있어서 양방 쪽 치료는 아예 포기하고 있었습니다. 평소 다니던 한의원에 가서 상담을 해도 비염은 고칠 수 없고 치료하면 일시적으로 호전은 되겠지만 또 재발할 거니까 차라리 컨디션이나 스트레스 관리를 잘 하는 게 나을 거라는 답만 받았습니다.

답답하던 차에 남편이 지인에게 들었다고 노경보차 얘기를 했습니다. 선생님께 상담받고 선생님 말씀에 확신을 갖고 비차를 마시게 되었습니다. 3일 정도 마셨는데 콧물 나는 게 현저히 줄어들어서 정말 신기했습니다. 얼마 만에 편하게 식사를 했는지 모릅니다. 더욱 믿음을 가지고 꾸준히 더 마셔보려고 합니다. 나빠진 몸이 정상화되려면 시간이 필요한 게 맞다고 봅니다. 선생님께서 권해 주신 책도 열심히 보고 주위 사람들에게도 약이 얼마나 무서운지 이야기합니다.

갑상선기능저하증도 있어서 7년째 약을 먹고 있었는데 지금은 약을 끊고 갑상선차도 함께 마시고 있습니다. 갑상선차의 후기는 혈액 검사 후에 다시 올리도록 하겠습니다.

———

## 불차, 신차 덕분에 숙면을
## 취하는 날들의 편안함

최OO
2021년 1월 15일

노경보차를 먹고 많은 도움을 받아서 부끄럽지만 저의 얘기를 올려봅니다. 불면증으로 인해 신경정신과 약을 1년 정도 복용했습니다. 그런데 약의 개수가 점점 늘어나기도 했고 이러다 평생 약에 의존해서 자겠다 싶어서 약을 줄이면서 끊은 것도 아니고 마음먹은 날부터 약을 버렸습니다.

하지만 약을 끊은 후 후유증은 말로 설명할 수 없을 만큼 고통스러웠습니다. 불면증이 이어지면서 급성방광염까지 조금만 피곤해도 찾아와서 응급실을 몇 번이나 갔습니다. 결국 내과에서 다시 수면제를 처방해서 먹었고 되도록 안 먹어보려고 애쓰면서 한의원에 가서 치료를 해보라는 친구의 말에 한의원을 다니기 시작했습니다. 불면증. 방광염으로 갔는데 한의원마다 침도 맞아보고 뜸도 뜨고 한약도 여러 번 지어 먹었지만 썩 치료가 되지 않았고 오래 먹으면 간이 힘들다는 주변에서의 말들과 무엇보다 계속 먹기에는 가격도 부담이었습니다.

불면증은 물론 신장, 방광에 대해서 책도 찾아보고 강의도 듣고 공부도 하다가, 우연히 노경보차 불차(불면증차)를 알게 되었습니다. 사장님의 설명을 먼저 듣고 불차를 먹기 시작했습니다. 복용 2박스 먹을 때부터 자주 숙면을 취하게 되었고 3박스째부터는 숙면의 횟수가 점점 늘어나서 좋았습니다. 그런데 꿀잠을 계속 이어서 못자는 이유가 뭔가 했더니 밤에 자는 동안 화장실을 3번씩이나 가서 잠을 놓친다는 걸 알았습니다. 바로 방광염으로 인한 거였고 신장의 기능이 많이 나빠져 있었습니다. 그래서 다시 신차로 바꿔 먹기 시작했는데 일주일만에 한번도 자는 동안 화장실을 안 가고 편안해졌습니다. 숙면도 쭉 취하고—.

현대는 식습관에 의해서 많은 질병이 생기고 있습니다. 그래서 내가 먹은 음식이 약이 될 수도 있지만 독이 될 수도 있습니다. 우선적으로 식습관도 바꿔야 한다고 생각합니다.

서양의학이든 동양의학이든 현대인의 생활 습관, 식습관에 맞춰진 진단과 처방이 필요한 거 같습니다. 그래서 저에게는 노경보차(발효차)만이 대안이라는 생각이 들었고 제가 너무 편안해지자 주변 지인들에게 알리게 되었습니다. 약이 나쁘다는 걸 모르는 사람도 많았지만—. 그래도 처방약이 나쁘다는 걸 알아듣는 지인들이 있었고 그분들에게 노경보차를 소개시켜 주었는데 모두들 거의 1-2주일 만에 효과를 보았습니다.

여러 사람들이 노경보차로 건강해졌으면 좋겠습니다. 굳은 신념과 철학으로 좋은 차를 만들어서 건강하게 해주신 사장님 감사합니다.

### 예전엔 상상할 수 없었던
### 가족과의 나들이

정OO
2021년 1월 12일

저는 작년 3월 몸살이 왔었는데 장기간 낫지 않고 지속되더니 몸이 갑자기 차가워지면서 밤엔 식은땀이 계속 흘러 옷을 여러 벌 수시로 갈아입어야 했습니다. 원인을 몰라 한의원을 찾았는데 자율신경실조증이라 해서 한약을 먹으면서 침 치료를 했습니다. 3월 말경이라 다들 가벼운 옷차림인데 제겐 한겨울로 느껴질 만큼 추워 롱패딩과 털모자를 눌러쓰고 치료를 받았지만 별 호전이 없어 한약을 끊고 신경정신과 약을 먹게 되었습니다. 밤엔 여전히 추워 보일러를 30도 이상 올려놓았고 날씨가 점점 더워지기 시작했지만 저는 여전히 힘도 없고 식은땀은 밤새 흐르고 밤에도 추워 잠을 잘 수 없고 낮은 낮대로 잠이 안 와 나중엔 면역이 계속 떨어지니 대상포진까지 함께 왔었습니다.

아는 지인분이 저를 보시더니 본인이 지금 노경보차 신차를 먹고 있는데 겨울이면 몸이 너무 추웠는데 지금은 열까지 난다 하시길래 밴드에 가입하게 되었고 노경보차 선생님과 얘길 나누다 처음 신차를 마셨는데 몸이 약간씩 따뜻해짐을 느꼈습니다. 차를 마시면서 장 주위가 차갑다는 느낌이 점점 들어서 다음부터는 대차를 주문해서 먹었는데 대차를 한 달 먹고 지금은 차가운 몸이 많이 좋아져서 며칠 전엔 바닷가에 가서 가족과 함께 시간을 보내고 왔습니다.

예전엔 상상할 수도 없었던 일인데 이제 조금씩 몸이 회복되어짐을 느낍니다. 잠도 지금은 한번 자면 깨지 않고 아침까지 푹 자게 되었습니다. 노경보차 선생님께 너무 힘들다고 고통도 많이 호소하고 힘들 때마다 여러 차례 전화를 드렸었는데 분명 좋아질 거라고 희망을 주셔서 지금은 노경보차의 팬이 되어 신랑도 함께 신차를 마시고 있습니다.

———

### 방광 결석 제거 수술 후
### 처방받은 약을 끊게 해준 신차

mini(50대 중반 여성)
2020년 5월 2일

기장에 살고 있는 50대 중반 여성입니다. 때로는 친구 같기도 한 이쁨이 많은 동생 최OO의 소개로 신차를 마시기 시작한 지 두 달이 되어 갑니다. 어느 날 "언니 나 요즘 발효차 마시고 있는데 이러이러한 점이 좋아졌어"라는 말을 전해 들은 다음 날 한걸음에 달려갔던 노경보차로 인해 저는 지금 이전보다 훨씬 편안하게 지내고 있습니다.

저의 상황을 일일이 다 말씀드릴 수는 없지만 첫번째 암 수술 후 방사선 치료를 지나서 두 번째 찾아온 또 다른 암─. 그렇게 갑상선암 수술을 했으며 연이은 담낭 제거 수술까지 떨어진 체력보다 더 실감 나게 불편함을 주는 건 손발이 시리도록 차갑다는 것과 체온이 항상 35.5℃ 이상은 오르지 않는다는 것이었습니다. 시린 다리는 밤이면 저려오기 일쑤였으며 그때 이후로 한여름에도 수면 양말을 신고 지내야 하는 새로운 삶이 시작되었지요.

지난해 12월에는 방광 결석 제거 수술을 받았습니다. 수술 전 당시 내시경을 통해서 들여다 본 방광은 심한 화상 상처인양 끔찍할 만큼 처참해서 눈물이 났습니다. 소변을 참지 말라는 당부와 함께 소변을 잘 보지 못하면 다시 생길 수 있다는 의사 선생님의 말씀을 슬프게 인정하면서 소변을 잘 본다 어떻게? 이런 생각을 했습니다.

신차를 마시면서 첫 번째_ 예민해져 있던 방광이 어쩌다 한번씩 아리한 느낌이 드는 걸 제외하면 편안해졌습니다. 두 번째_ 체온이 조금씩 오르기 시작해(신기해서 매일 저녁에 체크함) 지금은 평균 36.3℃ 정도 됩니다. 세 번째_ 시리도록 차갑던 손발에 온기가 느껴지며 수면 양말을 벗은 지가 한 달 이상은 되었구요. 네 번째_ 몸이 가벼워져서인지 피로감이 현저히 줄었으며 소변 간의 시간차 역시 길어졌습니다.

그리고 일주일 전에 그동안 코로나를 핑계 삼아 미뤄왔던 대학병원 비뇨기과를 찾았습니다. 퇴원 후 3번째 진료였으며 숙제로 내준 배뇨 일지와 함께 선생님을 뵈었고 비뇨기과 검사를 했습니다. 결과는 대만족이었어요. 1월에 약 처방할 당시 최대한 부작용이 적은 약이라며 앞으로 계속 먹어야 한다는 듯 말씀하셨던 선생님은 그때와는 다르게 약 처방을 내리지 않았습니다. (신차를 마시면서 신약은 먹지 않았어요.)

대표님 감사합니다. 건강이 가장 소중한 것임을─. "식품으로 고칠 수 없는 병은 약으로도 안 된다" 하시던 대표님의 진솔한 마음이 널리 알려져서 많은 분들이 함께 건강을 찾아갈 수 있기를 바라며 노경보차가 대한민국을 넘어 대박 나시길 기원합니다. 끝으로 노경보차를 알게 해준 최○○에게 감사의 인사를 전합니다.

―――

7년 복용한 정신과 약을
7일 만에 끊게 해줘 안○○(57세)
2019년 10월 15일

저는 5학년 7반 안○○입니다. 30년간 남편과 성공적으로 학원을 운영하여 남부럽지 않게 살다가 사람에게 속아 평생 모은 재산 수십억을 모두 날리고 병이 나서 우울증과 공황장애로 7년간 정신과 약을 복용 중 지인 소개로 노경보차를 만나게 되었습니다.

정신과 약을 끊으려 갖은 노력을 했지만 너무 힘들어서 수 차례 실패를 거듭했는데 노경보차를 먹은 지 7일 만에 약을 끊게 되었고 두 박스를 먹은 지금은 근력도 좋아졌고 삶의 의욕이 되살아났습니다. 지옥 같은 7년의 터널에서 빠져나와 새 삶을 되찾은 믿기지 않은 현실에 감사할 뿐입니다. 이제는 고통받는 이웃에게 알려서 삶의 질을 높여주고 싶어서 동생도, 사돈도 복용하고 있고 전하고 싶은 또 다른 이웃을 찾고 있습니다. 진짜 좋은 것은 나눌수록 값진 일이니까요.

---

## 불면증에 시달리던
## 아내의 숙면을 되찾아준 불차

김OO(전 부산시 건강체육국장)
2020년 1월 4일

먼저 저희 가정에 평안을 가져다주신 노경보 사장님께 진심으로 감사를 드립니다. 저는 2016년 6월 30일 자로 부산시청 건강체육국장으로 정년퇴직한 김OO입니다. 불면증으로 고통받는 분들에게 도움이 되었으면 하는 마음으로 글을 적게 되었습니다.

1960년생인 제 아내가 5년여 전부터 불면증 증상을 겪기 시작했는데 1년여 전부터는 2-3일씩 잠을 자지 못하는 날이 계속되니까 혈압이 150 이상 올라가서 혈압약도 복용하게 되고 위장 기능도 떨어져서 위장약도 복용하는 등 건강이 많이 좋지 않았습니다. 병원에서 진료를 받아 우울증 치료약인 페XX도 복용했고 불면증 치료약인 졸XX도 복용한 결과 사람마다 다소 차이가 있겠습니다만 제 아내는 억지 잠은 잘 수 있었지만 자고 난 후 개운치가 않고 머리도 맑지 않고 종일 멍한 상태로 얼굴도 부석부석했습니다. 그러다 보니 가정이 걱정으로 가득했지요.

저는 36년 공무원 재직 기간 대부분을 의무, 약무, 식품위생 등 업무를 담당해 왔고 퇴직 전 부산시청에서 건강체육국장, 보건위생과장, 의약계장으로 의료 업무를 담당했기 때문에 병의원에 가면 당연히 치료가 된다는 생각을 하고 믿고 있었는데 아내의 불면증은 여러 병의원에 가서 진료를 받아도 확실한 치료가 되지 않아 걱정되고 답답했지만 어떻게 할 수가 없었습니다.

그러던 중 2019년 10월 26일, 토요일 아내와 함께 노경보차를 방문하게 되어 불면증에 좋은 차를 소개받게 되었습니다. 차의 원료를 물어보니 죽순, 상추대, 연자육 등 평소 익숙한 식품들이라 마음이 놓였고 발효를 거친 추출액이 팩으로 포장되어 있어 마시기 편리한 것도 마음에 들었습니다. 차를 가져온 당일부터 1회 2팩씩, 1일 3회 마시기 시작했는데 그날 밤부터 신기하게도 잠을 푹 자기 시작해서 글을 쓰는 현재까지도 숙면을 취하고 있습니다.

2019년 12월 중순부터는 1일 2팩씩 2회로 줄이고 난 후 2-3일 정도 불면증 증상이 나타났지만 3시간 정도는 잠을 잤기 때문에 어려움은 없었고 요즘은 숙면을 취하고 있습니다. 따라서 지금 아내는 건강하고 활기찬 예전 모습을 찾았고 집안 분위기도 좋아졌습니다. 오늘도 노경보 사장님이 고맙다는 얘기를 아내와 나누다가 예전 불면증으로 고생하던 시간들이 생각나서 더욱 감사한 마음으로 이 글을 적고 있습니다.

2020년 6월 5일, 최근 상태를 말씀드리려고 합니다. 불면증으로 고생하던 아내가 작년 10월 26일부터 불차를 마시기 시작한 이후 숙면을 취하기 시작하길래 12월 중순부터는 용량을 다소 줄여서 1회 2팩씩 1일 2회 마셨는데 계속 숙면을 하고 생활에 활기를 찾으면서 건강도 많이 좋아졌습니다. 지난 4월 초부터는 이제 불차를 완전 줄였는데도 지금까지 하루 5시간 이상 푹 자고 아주 정상적인 건강한 생활을 하고 있습니다. 저로서는 많이 신기할 따름이죠. 노경보 사장님은 오래전부터 잘 알고 지내던 사이였는데 솔직하게 말씀드리면 작년에 불차를 권할 때 정말 긴가민가했습니다.

하지만 병원에서 치료가 되지 않아 불면증으로 계속 고생하고 있던 차에 우연히 방문한 자리에서 불차 설명을 듣고 "아! 한번 마셔 보자"라는 믿음이 생겨 마시게 되었는데 지금은 노경보 사장님께 진심으로 감사하고 있습니다.

---

## 벅찬 일정에도 신차가
## 활력소가 되어 줘

임OO (사업가, 62세 남성)
2020년 1월 13일

제 아내가 7년간 심한 우울증과 공황장애로 정신과 약에 의존하다 보니 정상적인 생활을 못하다가 3개월 전 노경보차를 만나서 그 힘든 약 끊기에 성공했을 뿐만 아니라 주위에서 놀랄 만큼 몸이 회복되고 있고, 저는 동남아 대상 해외 사업으로 나이(62세)에 비해 벅찬 일정을 소화하느라 몸이 고달팠는데 노경보 신차를 만난 후로는 신차가 활력소가 되어 주어 든든합니다.

다른 방법에 비해 효능은 좋고 부작용은 없어서 더욱 좋습니다. 체험을 바탕으로 고통 중에 있는 지인들에게 전하여 기대 이상의 결과를 얻게 되어 개발하신 노경보 사장님이 받아야 할 감사의 인사를 본인이 받고 있습니다. 하지만 오랫동안 갖은 방법과 고비용으로도 해소되지 않던 아픔들이 치유되는 것을 보고 내 일처럼 기쁩니다. 각박한 현대 사회에서 빈번하게 발생하는 난치의 질환들이 노경보차를 통해 회복되는 새해가 될 수 있기를 기대합니다.

# 혈압약을 끊고 신차를 복용한 후
# 일어난, 신기한 변화

바람꽃(50대 후반)
2019년 11월 25일

52세부터 6년간 고혈압 약을 복용하기 시작했습니다. 초기에는 항상 120 전후로 정상 범위에 측정되었습니다. 꾸준히 약을 복용했지만 세월이 지나고 6년이 되었지만 혈압은 떨어지지 않고 더 높아져서 약을 더 센 것으로 처방받아 먹어도 항상 140보다 높게 나왔답니다. 저는 운동도 열심히 하고 음식도 신경 쓰고 노력을 했지만 120 이하로 내려가질 않았답니다.

그러다 우연한 기회에 지인으로부터 노경보차 이야기를 듣고 주말에 경남 창원에서 울주 노경보차 찻집을 방문했습니다. 저는 무엇이든 제가 먹는 것은 직접 눈으로 보고 확인해야만 안심이 되어서요. 선생님을 직접 뵙고 신차에 대해서도 설명을 듣고 신차를 복용하게 되었습니다. 한 박스 복용하면서 매일 아침마다 혈압을 체크하고 기록을 했습니다. 첫째 주는 150-85 정도, 둘째 주부터는 약을 먹지 않았답니다. 140-82 셋째 주는 130-80 조금씩 수치의 변화가 생겼답니다. 넷째 주는 130 이하로 나오더군요. 신기하고 놀라웠습니다. 몸의 변화가 오는 걸 느꼈습니다. 약을 안 먹어도 머리가 맑고 소변도 투명했습니다. 그래서 더 열심히 체크도 하고 기록하면서 이제는 병원 약 안 먹고, 120~130선에서 안정을 되찾으려고 신차를 더 열심히 복용하고 있답니다.

신차를 먹기 시작하면서 중독이 되었던 커피도 이제는 끊었답니다. 커피맛이 쓰기만 하네요. 선생님께서 추천해주신 여러 가지 책들도 열심히 읽었답니다. 이 글을 보시는 여러분들께도 적극 추천해 드립니다. 4주 만에 되돌린 혈압을 평생 지켜가고 싶습니다. 제가 신차를 복용하면서 읽은 책들입니다.

―

혈압약을 끊고 신차를 복용하면서 읽은 책들.

### 시어머니의 표정을
### 밝게 해준 불차와 신차

서OO
2021년 2월 4일

불면증으로 신불차를 마신 제 시어머니 경험 올려 볼게요. 시어머니는 원래 당뇨가 있으신 분입니다. 평상시 불면증도 있으셔서 당뇨약과 별개로 신경정신과에서 처방받은 수면제와 신경안정제 등을 꽤 오래 복용하시던 분인데 작년 말쯤부터 불면증이 너무 심해지셔서 심리적으로 우울증까지 악화된 시기였습니다.

    가족들이 옆에서 지켜보기도 너무 힘들 정도로 괴로워하셔서 한동안 끊고 있던 신경정신과 약을 다시 처방받아야겠구나 하던 차에 노경보차를 소개 받았고 상담 후에 신불차와 신차를 당분간 함께 마시기로 결정했습니다. 두 가지를 함께 마신 이유는 불면의 원인이 당뇨로 인한 신장 기능 약화로 순환에 문제가 생겨 올 수 있으니 당장 심한 불면 증세는 불차로 잡고 신차는 하루 한 번 중간에 마시며 신장 기능을 향상시켜 불면의 근본 원인을 없애기 위함이었죠.

    심했던 불면 증세는 신불차를 드시고 한 3,4일 후부터 잠을 좀 주무시기 시작하더니 한 달째인 지금은 신불차를 하루에 한 번만 딱 한 번 드시고도 숙면을 취합니다. 수면제 복용 후 일어나면 몸도 가라앉고 정신도 맑지 않은데 이 차를 마시고서는 그런 느낌이 전혀 없다고 하십니다. 신차로 혈액 순환 개선과 신장 기능 향상 때문인지 밤에 소변도 거의 안 보시고 아침 기상 후에 컨디션도 매우 좋다고 하십니다. 정말 신기하고 고마운 일이 아닐 수 없습니다. 신경정신과 약 드셨다면 아마 잠은 억지로 주무셨을지 모르지만 컨디션 회복은 안 되셨겠죠. 저는 시어머니가 불면증에서 벗어나시면 이번엔 신차만 한 번 더 드시게 하려고요. 시어머니의 표정이 밝아지니 가족들도 덩달아 밝아집니다. 노경보차의 효과를 가족들도 보고 있네요. 짧게 효과 본 것만 써봐야지 했는데 쓰다 보니 길게 쓸 수밖에 없는 경험입니다. 제가 도움을 받았듯 제 주위 누군가가 불면으로 힘들어하면 노경보차를 꼭 권할 겁니다.

---

### 시어머니의 수면제 환각 증상과
### 자살 충동 해결해 줘

이OO
2020년 10월 29일

저희 시어머니께서 불면증으로 너무 고통받으시다가 노경보차의 불차를 마시고 나은 후기를 올리려고 합니다.

어머니께서는 불면증으로 고생을 하여 병원에서 졸피뎀(수면제)을 처방받아 복용하고 계셨습니다. 어머니뿐만 아니라 누구나 우울증이나 불면증이 있으면 병원에서 약을 처방 받는 게 당연하겠지만 어머니께서는 졸피뎀을 드시고 환각 증상을 일으키고 심지어 자살 충동을 느끼기도 한다 하여 졸피뎀에 대해 인터넷 검색을 해보니 그 약의 부작용이 환각 과 충동이라는 글이 올라와 있었습니다.

졸피뎀이 항정신성 의약품이고 부작용이 엄청나다는 걸 모르고 그저 잠을 편하게 잘 수 있다는 이유로, 병원에서는 처방하고 시어머니는 의사를 믿고 복용하셨습니다. 거의 6개월 정도 복용하셨는데 밤에 수면제를 먹고 자는 중에 환각으로 여자들이 말을 걸어서 대답도 하고 그러셨다고 합니다. 정신을 차리고 나서는 이래 살아서 뭐 하나 싶어 옷도 버리고 주변을 정리하셨다고 하셨습니다. 어머니 말씀을 듣고 그게 일종의 자살 충동이라는 걸 알고 너무 놀라 걱정을 많이 하였습니다.

당장 약을 끊지 않으면 큰일이 나겠다 싶었지만 잠을 너무 못 주무셔서 약을 안 먹으려니 못 자서 불안하고 먹자니 부작용이 무서워서 노경보차에서 불차와 신차를 드시기로 하였습니다. 신차를 드셔야지만 밤에 화장실을 자주 가는 것이 해결되기 때문에 더 깊은 수면을 취할 수 있다고 하셨습니다. 어머니께서는 졸피뎀은 과감하게 자식들 보는 앞에서 스스로 쓰레기통에 버리셨습니다. 보름 정도 드시고 나니 효과가 나기 시작해서 잠을 편안하게 주무시고 평소 밤새 화장실을 자주 가시는 것도 해결이 되었습니다.

지금 불차와 신차 덕분에 잠을 푹 주무시고 무엇보다 소변 자주 보시는 것과 피로를 많이 느끼던 것이 없어지게 되어 글을 올립니다. 식품이라 안전하고 부작용 없는 불면증 차를 드셔서 어머니께서 건강을 회복하시게 되어 너무 감사드립니다.

———

직접 경험하기 전까지는
노경보차를 믿지 않았지만

매미
2020년 10월 21일

효과가 좋아서 추천 드리고 싶어 후기 남깁니다. 저는 사실 그 전에 노경보차를 믿지 않았 습니다. 제 질병을 통해 경험해 보기 전까지는요.

제가 겪었던 증상은 다음과 같았습니다. ① 이유 없는 머리 통증 ; 서울대학병원 검사 결과 아무 문제없음. ② 물 마시는 즉시 잦은 소변 ; 물 한 컵 마시고 자면 저녁에 꼭 소변 보러 가야 함. ③ 만성 피로 ; 아침에 일어났을 때 무겁고 오래 자도 항상 피곤함. ④ 손발 이 얼음장처럼 차가워서 찌릿할 정도임.

저는 머리 통증을 제외하고는 모든 게 건강하다고 생각했습니다. 물을 마시면 마시는 횟수만큼 화장실 가는 것도 당연하게 생각했고요. 근데 사장님과 말씀을 나눠보니 제 신장 기능에 문제가 있다고 하셨습니다. 그래서 권해 주셨던 차가 신차와 신불차 두 차를 혼합한 것이었습니다. 신차와 신불차를 복용한 결과 ①-④의 증상은 다음과 같이 호전되었습니다.

① 건강을 생각했을 때 제가 이때까지 머리 통증으로 처방받아 먹어야 했던 약들을 먹은 세월들이 너무 아까울 정도입니다. 머리가 아플 때가 됐는데 안 아파서 신기하기까지 합니다. 지금도 꾸준히 복용 중인데 머리 통증이 없습니다.

② 정상인들이라면 이 정도였을 횟수를 저는 이때까지 너무 많이 간 게 아닌가 싶습니다. 이제 자기 전에 물을 한 컵 마셔도 새벽에 깨서 가는 일이 없습니다. 푹 잘 수 있어서 너무 행복해요.

③ 아침에 일어나도 몸이 가볍습니다. 현대인들이라면 다 그렇다고 생각했고 몸이 피곤해서 그렇겠지라고 생각했습니다. 다시 추천해주신 대로 차를 바꿔 마신 지 얼마 안됐는데 너무 빠르게 가벼워져서 사실 며칠 걸러 봤는데 전 후 차이 너무 확실해서 이제는 일어나서 물 대신 먼저 노경보차를 찾습니다.

④ 손발이 따뜻해져서 이제는 몸이 덥기까지 하답니다. 저도 믿지 않았습니다. 네, 이젠 믿어요. 체험해 보세요. 아픈 고통 속에서 삶이 달라집니다.

———

### 통풍 수치가 12에서 4.3으로 내려가

민주맘
2020년 2월 20일

작년 7월에 후기 남기고 오랜만에 글 남깁니다. 아시는 분들은 아시겠지만 저희 남편은 만성신부전증을 진단받고 신차를 복용하고 있는 중입니다. 남편이 처음 진단을 받았을 때는 진짜 깜깜한 터널에 갑자기 갇힌 기분이었습니다. 솔직히 아무것도 몰랐고 이렇게 무서운 병인지도 모를 때라 그냥 병원에서 처방해주는 약 꼬박꼬박 잘 챙겨 먹었습니다. 스테로이드를 처음에는 12알부터 시작했고 점차 줄여 나가서 괜찮아지고 있는 줄 알았습니다. 거의 마지막 한 알까지 줄였고 진짜 다 나은 줄 알았는데 남편의 원인모를 발바닥 통증으로 회사를 한달 간이나 못 나가게 되면서 뭔가 이상했습니다.

정형외과를 몇 군데나 옮기고 나중에서야 알게 된 통증의 원인은 통풍이었습니다. 그때부터 남편 병에 대해 파고들기 시작했고 예전부터 알고 있었던 노사장님께 여쭈어보고 이 병이 진짜 무서운 병인지 알았습니다. 남편은 그때 당시 사장님 말씀을 신뢰하지 않았고 의사가 괜찮다고 했으니 괜찮을 거라고—. 너무 무섭고 불안한 저의 감정에 남편도 동요가 되는지 그만하라고 화를 내더라구요. 의사를 신뢰한 남편이 담당 선생님께 자세히 물어보자고 해서 정기검진 때 가서 남편 건강이 어떤 상태인지 물어보니 상태가 너무 심각했습니다.

신장의 기능은 40%로 정도 남았고 이미 합병증으로 고혈압과 통풍까지 생긴 상황이 었습니다. 그때 크레아틴 수치가 1.8 통풍 수치가 12였습니다. 결국 투석이나 이식을 언제 하느냐가 문제이지 안 할 수는 없다는 의사 말에 진짜 욕할 뻔했네요. 지금 생각해도 열이 뻗치네요. 더 참담한 건 신장은 좋아지지 않는다는 거였어요. 괜찮지도 않는데 도대체 약을 왜 먹는 건지—.

인터넷을 통해 남편이 먹고 있는 약을 찾아보니 스테로이드제, 고혈압약, 통풍약이었는데 주의 사항을 보니 신장이 안 좋은 사람은 복용하지 말라는 말이 있더라구요. 의사 말로는 그렇다고 안 먹으면 고혈압과 통풍이 신장을 또 더 악화 시킨다는 말에 이게 뭐지 싶었습니다. 그래서 만성신부전증은 완치가 없고 투석이나 이식 시기를 어떻게 하면 늦출 수 있는지 약 먹으면서 경과를 지켜보는 것밖에 할 수 있는 게 없었습니다. 근데 문제는 약을 먹으면 신장은 더 망가져 투석 시기가 앞당겨질 수밖에 없는 진짜 이상한 구조에 정말 미칠 것만 같았습니다. 남편과 비슷한 증상을 가진 사람들의 후기를 뒤져 보고 신장병 카페도 가입해서 아무리 찾아봐도 다들 투석한다. 이식한다. 이런 글밖에 없고 병원에서 처방한 것 외에 다른 걸 먹음 결국 더 악화된다고 의사가 하라는 대로만 하라는 말밖에 없었습니다. 그날부터 신랑도 울고 저도 울고 지옥 같은 시간이었습니다.

남편과 상의 끝에 약을 먹어도 어차피 투석하는 거 과감히 약을 끊고 신차를 먹어 보기로 결정했습니다. 그때는 뭐 진짜 매일 사장님께 전화해서 사장님을 힘들게 했네요. 과감히 약을 끊기는 했지만 하루하루가 어쩌나 불안한지—. 정말 이래도 되나, 잘못되면 어쩌나. 신차 복용 2주 후 정기검진을 갔는데 남편이랑 얼마나 무섭고 두렵던지—. 의사가 약간 의아해하며 좋아졌다고 말하는데 진짜 세상을 다 가진 기분이었습니다. 그때 결과가 크레아틴 1.4 통풍 9.6 고혈압도 정상. 신장 기능은 50%까지 좋아졌다고 하더라구여. 그때 밴드에 후기글 남기면서 축하도 많이 해주셨는데—.

그날부터 검진을 두 달 간격으로 가게 되었고 한 동안 크레아틴 수치는 계속 1.5를 유지했고 통풍 수치는 조금씩 조금씩 감소하면서 다리 통증이 없어졌습니다. 솔직히 처음에 좋아졌을 땐 다른 분들처럼 한 3개월 정도만 먹으면 낫겠지라는 맘에 들떠 있었는데 신장이라 그런지 그렇게 좋아지는 속도가 눈에 띄게 빠르지는 않았어요. 조금씩 조금씩 다른 기능들이 먼저 정상 수치로 좋아지더라구여. 매번 검사 결과들을 보면서 좀 신기하기도 했어요. 남편은 신차가 다 떨어져 가면 얼마나 불안해하는지 자기가 세어 보고 며칠 분 남았다고 꼭 알려 주었네요. 작년 7월부터 신차를 먹기 시작했으니 한 7개월 좀 넘게 먹고 있네요. 두 달에 한번씩 받던 검사도 지난번에는 소변 검사만 해서 신장이나 통풍 수치를 모른 채 넘어갔습니다.

드디어 오늘 남편의 정기검진일이었습니다. 정말 궁금했거든요. 결과가 어떨지—. 근데 깜짝 놀랄 만한 결과를 받아 오늘 이렇게 밴드에 후기를 남기게 되었습니다. 오늘 크레아틴 수치가 1.4, 통풍 수치가 4.3이었습니다. 통풍은 완치, 크레아틴 수치도 엄청 좋아졌습니다. 7-8개월 동안 사장님 말씀 새겨듣고 남편에게 안 좋은 음식 가려 먹이고 열심히 신차 먹었더니 진짜 이렇게 좋은 결과도 듣게 되고 오랜만에 사장님께 좋은 소식 드리게 되어서 너무 기뻤습니다.

진짜 저희 남편 때문에 고생 많이 하셨는데, 너무너무 감사드려요. 사장님—. 남편과 저는 진짜 나빠지지만 않아도 괜찮겠다는 심정으로 꾸준히 먹었습니다. 그런데 이렇게 건강해져 너무너무 행복하네요.

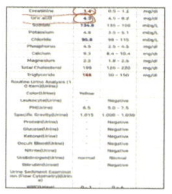 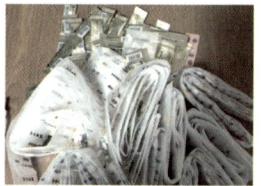

크레아틴 수치는 1.8에서
1.4로, 통풍 수치는 12에서 4.3으로
내려온 검사 결과지.
(우)병원에서 처방받았던 약.

## 나빠진 신장도 좋아질 수 있다는 희망

김OO
2020년 10월 7일

하늘이 너무도 푸르고, 높네요. 나의 건강도 이렇게 청명한 가을 하늘 같기를 염원하면서 노경보차를 마시기 시작한 지 2달이 되었습니다. 저는 고혈압으로 인해 신장이 급격히 손상이 되어서 2018년 8월부터 복막 투석을 받고 있습니다. 투석을 하니까 소변이 줄어들고, 피부가 누리끼리하면서 꼴이 말이 아닙니다. 그냥 그렇게 살아가는데 제가 따르는 멘토 님께서 먼저 노경보차를 접하고서 제게 소개를 해 주었습니다.

본인도 대체의학에 관심이 있어서 공부를 하고 있습니다. 그런데 노경보 선생님을 만나서 이야기를 나누다 보니 통하는 곳이 많았고, 답변이 시원시원했어요. 공부도 많이 하시고, 경험도 많아서 이르는 대로 해보고 싶었어요. 병원에 12년간 근무를 하면서 의사가 공부하지 않는다는 것도 보았고, 책을 통해서 의사가 얼마나 거짓말을 하는지 알게 되었어요. 의사는 진료권이라는 권력이 누구도 침범할 수 없어요. 그래서 의사는 환자로부터 어떠한 책임도 없어요. 그래서 의사는 아픈 나에게 조금은 도움을 주지만 병을 고치고, 완치되는 것은 나의 의지라는 생각을 하게 되었습니다.

제가 노경보차를 한 달 보름을 먹고, 크레아틴 수치가 떨어졌어요. 한번 나빠진 신장이 좋아질 수는 없다고 했습니다. 그러나 두 달 노경보차를 마시면서 수치가 떨어졌어요. 그리고 다리가 너무 많이 부었는데 지금은 거의 붓지 않습니다. 그래서 저는 우리 장인어른도 신차를 드시고, 아토피가 심한 아들은 대차를 먹고 있습니다. 우리 장인어른은 노경보차를 드시면서 당뇨약과 고혈압 약을 완전히 끊었어요. 노경보 선생님께 너무도 감사합니다.

―――

### 의사 선생님의 투석 이야기를 없애준 노경보차

그라티아
2020년 5월 22일

저희 시어머님이 올해 87세이신데 작년 4월달에 병원에서 신장 기능이 10%도 남아 있지 않다고 투석해야 된다고 혈관 만들라고 하셨어요. 그때는 식사도 거의 못하시고 구토·부종이 심하셨어요.

우연히 노경보차를 알게 되어 드시기로 했는데 저희 시어머님이 원래 한약만 드시면 다 토하시고 맞지 않는다고 안 드시는 분이세요. 병원에서도 신장에 한약은 절대 금지라고 알고 있었고 제가 간호사여서 이제까지 한약은 못 드시게 했는데 노경보차는 한약이 아니라 천연 발효차라 의심하면서 조심스럽게 관찰하면서 드시게 했는데―.

벌써 1년이라는 시간이 지났는데 이번 달 의사 샘이 투석 이야기는 온데간데없이 이제까지 본 중에 가장 검사 결과와 상태 좋으시다고 하셨습니다. 어머님이 이제는 신차 떨어지면 불안하시다고 잘 챙겨 드시면서 식사도 잘하시고 코로나 때도 병원 안가시고 건강하게 잘 지내고 있습니다.

만성신우신염, 당뇨병,
천식 등의 고통에서 벗어나

양OO
2020년 3월 12일

전 20일 전 아는 동생의 소개로 노경보차에 가게 되었습니다. 전 걸어 다니는 병동이라 불릴 만큼 2개월에 한번씩 입원하여 소염제와 진통제로 약을 먹고 항생제를 하루 2회에서 3회 맞고 진통제 맞고 계속 반복되는 생활 속에 사장님을 만나 새로운 세상을 보게 됐습니다.
    작년 추석 때 양산대에서 왼쪽 신장을 적출했습니다. 저는 당뇨 환자라 당뇨약과 신우신염 약을 합하면 13알을 먹던 것이 지금은 5알 당뇨약 먹고 있지만 수치는 내려가기 시작했구요. 불면증 약 처방받은 것도 먹지 않고 신차 먹은 후 잠이 잘 오고 야간뇨가 심해 서너 번 화장실 다녔는데 지금은 한 번으로 꿀잠을 자며 피곤한 것도 없어지고 천식으로 기침과 숨이 차서 생활조차 힘들었는데 지금은 날아갈 듯 몸이 가볍습니다. 여자분들은 방광염 염증의 고통을 알 것입니다. 저는 화장실 소변볼 때마다 울면서 진저리를 칠 정도로 말로 표현 못할 만큼 고통이었는데 지금은 편하게 지냅니다. 저는 너무나 한꺼번에 많은 것이 좋아졌어요. 다음 기회에 또 올리겠습니다.
    사장님 정말 감사드립니다. 몇 년 동안 항생제 맞느라 사는 게 사는 것이 아닌 제게 신차의 효능으로 새로운 삶을 살게 해주셔서. 저처럼 만성신우신염, 당뇨, 천식으로 고생하시는 분들에게 희망이 되었으면 합니다.

---

죽을 날만 기다렸던
지난날을 돌이켜 보며

김OO(32세, 여성)
2020년 3월 24일

저는 32세 여성 김OO라고 합니다. 저는 노경보 선생님께서 지어주신 신차와 갑상선 약을 먹고 뇌종양 수술 후 후유증을 회복했고 회복 중입니다. 많은 분들이 양약의 위험성을 아시길 바라는 마음으로 진심을 담아 경험담을 적어보려고 합니다.
    19세에 취업하여 졸업하기도 전부터 사회생활을 시작하였습니다. 아버지는 많은 도박으로 생활비를 주시지 않았고 아직 학생이었던 두 동생들을 오직 제 월급으로 부양해야 했기에 많은 스트레스로 매일 죽고 싶은 생각뿐이었습니다. 그리하여 결국 22세에 뇌종양 판정을 받았고 뇌종양 수술하던 중 의사의 실수로 뇌출혈이 있었습니다. 그 후 뇌하수체하 기능저하증, 갑상선 기능저하증이라는 수술 부작용으로 호르몬 분비가 안 되어 거의 10년 동안 약에 의존하며 살았습니다.

　대학병원 의사는 "이 약을 먹지 않으면 호르몬이 5가지가 안 나오기 때문에 약을 계속 먹지 않으면 살기가 힘들다. 죽는다!"며 겁을 주었고 죽을지도 모른다는 조언은 이미 죽음의 공포와 고통을 느꼈던 상황에서 불안감에 마약 환자처럼 약에 의존하였습니다.

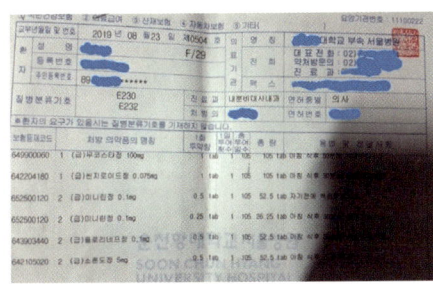

스테로이드가 들어 있는 처방전.

　제 처방전엔 스테로이드가 함유되어 있는 약이 들어 있으며 처음엔 이외에도 28알씩 하루 3번 거의 90알 가까운 약을 복용하였습니다. 그로 인해 하루에도 수차례 구토를 하여 차라리 죽는 게 낫겠다는 생각을 매일 하였습니다. 그러던 어느 날 젊은데 마음먹는 것에 따라 내 몸을 회복할 수 있을 거야라는 생각이 들어 긍정적인 생각을 가지려고 노력하고 회사 대표님의 조언에 따라 인스턴트를 중단하고 야채 위주의 식사로 최선을 다 했습니다. 시간이 지나 약은 차츰차츰 많이 줄었습니다.

　하지만 매일 땡땡 부어있는 얼굴과 천근만근 무거운 제 몸은 정말 회복이 이게 끝인 건가 이 약을 안 먹을 수는 없는 건가 하는 의구심에 부딪히게 되었고 매일 약을 안 먹을 수 있게 도와달라는 간절한 기도만 할 수 있는 것이 제가 할 수 있는 일의 전부였습니다. 질병 앞에 나약한 인간으로 결국 약으로 하루하루 버틸 수밖에 없는 결말이라는 불행한 생각과 함께 막연하게 나중에 괜찮아질 거라는 나 자신을 위로하며 하루하루를 그렇게 보냈습니다.

　하지만 약 부작용은 저의 그 마음을 알아주지 않고 매일 약에 취한 듯 멍하고 어지러웠으며 기억력이 상실되었고 온몸이 무거워 내 자신을 침대에서 일으키는데 30분-1시간이 걸렸습니다. 몸무게는 과하게 먹지 않아도 살이 찌고 얼굴은 터질 것 같으며 여성 기능도 망가져 20대임에도 갱년기 증상이 있어서 감정 기복 또한 매우 심하였습니다. 아침마다 헛구역질에 시달리고 뒷목부터 머리끝까지 올라오는 찬 기운으로 이러다 쓰러지겠다는 불안감으로 이 고통에서 벗어나고자 약을 먹기 위해 억지로 밥을 한 수저 입에 구겨 넣고 약을 먹곤 하였습니다. 약을 먹기 위해 밥을 먹는 제가 비참하였지요.

　그러던 중 회사 대표님 아버지께서 편찮으시다는 말씀을 듣다가 며칠 안 되어 회복되었다는 말씀을 들었습니다. 대표님과 기회가 되어 대화를 나누던 중 여쭤보니 노경보 선생님께 상담하여 차를 드시곤 90세 연로하신 분이 회복되었다는 사연을 듣고 의아해하였습니다. 사실 믿기 어려웠습니다. 심지어 우연히 할아버님을 직접 뵙고 매우 건강해지신 모습과 활기찬 모습에 더욱 놀라워 그 뒤로 상담을 받아보기로 마음먹고 계획을 세워 신차를 주문하여 선생님께서 하라고 말씀하여 주신 대로 꼭 그대로 복용하였습니다.

귀한 약이다 생각하며 음식도 조심해서 먹었습니다. 이틀째 날 아침, 정말 글쓰기도 민망할 정도로 몸이 가벼웠습니다. 말도 안 된다는 생각이 들기 무섭게 일어나자마자 밥을 꿀꺽 삼켰던 제가 배가 안 고프니 10시에 먹어야겠다고 생각하는 저를 발견하였고 약을 먹지 않아도 하루를 보낼 수 있었습니다. 약을 하루 먹은 다음날(개인 차 있을 수 있음) 너무 놀라워 노 선생님께 말씀드리니 그래도 몸을 만들 때까지 먹어 보라고 하시어 계속 아침저녁으로 따뜻하게 데워 먹고 씬지로이드 갑상선과 관련된 약 1알만 먹고 있습니다.

신차 복용 후 1달이 지난 시점 노경보 선생님께서 갑상선 질환과 관련된 약을 개발하셨다며 복용하였습니다. 정말 이루 말할 수 없이 미세하게 남아 있던 제 몸속에 나를 괴롭히던 가시를 빼낸 듯 몸이 자유로웠고 개운하였습니다. 약에 중독되었다는 걸 인정할 수밖에 없구나 할 정도로 제 정신은 10년 만에 최고로 정상적이고 맑으며 기억력이 주변에서도 놀랄 만큼 좋아졌습니다.

갑상선 기능 저하로 저도 모르게 목소리가 커지고 흥분하여 금방 지치던 제가 주변에서 무슨 일 있냐며 매우 침착한 제게 아니, 이젠 정상으로 돌아온 저를 보고 신기해하고 기뻐합니다. 몸을 일으키기가 매우 어려웠던 제게 벌떡! 이라는 말이 저절로 나오고 나올 수 있는 희망으로 가득합니다. 몸이 좋아지고 있기 때문이겠지요. 헛구역질 또한 전혀 하지 않습니다. 며칠 전에는 30대 여성이라면 누구나 한 달에 한 번씩 하는 월경도 시작하였습니다.

의사의 말에 내 자신의 생명을 맡기고 따를 수밖에 없어 죽어가고 있었습니다. 처방전에 있는 약을 단지 웹사이트에 검색하여 보았을 뿐인데 희귀 난치병 환자에게 처방되는 약이었습니다. 정말 배신감이 들었습니다. 저는 희귀 난치병이 결코 아니었고 의사로부터 그런 말은 들어본 적이 없기 때문입니다. 의사 앞에 나약한 환자에서 내 병을 가장 잘 인지하고 계신 명의를 찾고 피상적이 아니라 부작용도 없는 최고의 명약으로 제가 다시 제 나이에 맞는 건강을 찾을 수 있다는 희망을 주신 명의 노경보 선생님께 진심으로 감사드립니다.

이 글을 쓰고 있는 지금 죽을 날만 기다렸던 지난날을 돌이켜보며 "내가 이렇게 회복되었구나"라는 감사하고 놀라운 마음으로 많은 분들이 의사의 약 처방만 의존하지 않으시길 바라는 마음으로 이 글을 적어봅니다. 약은 절대 내가 회복될 수 있는 방법이 아닙니다. 내 신체의 치유력을 높여주어야 합니다. 약은 전혀 복용하지 않고 신차와 갑상선 약만 복용하였습니다. 대학병원 예약 날짜가 되어 피검사를 받고 검사 결과를 보러 대학병원 의사를 만났습니다. 사진에서 볼 수 있듯 정상 수치이며 제가 약을 먹지 않았기 때문에 더 이상 약을 복용하지 않아도 되지만 의사는 계속 복용하라며 조금도 약을 줄여주지 않고 3개월 약을 처방받았습니다.

새로운 삶을 살아갈 수 있도록 마음과 온 정성으로 약을 지어주신 노경보 선생님께 진심으로 감사드립니다. 모두 모두 건강하시길 바랍니다.

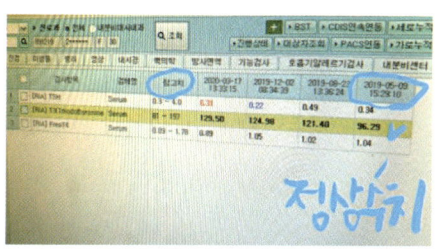

약은 전혀 복용하지 않고 신차와 갑상선 약만 복용했는데도 정상 수치가 나왔다.

## 모든 건강검진 결과가 정상이라는 결과를 얻어

이OO
2020년 5월 21일

오랜만에 글 올립니다. 신차를 꾸준히 복용한 지 2년이 다 되어갑니다. 올해 들어 위 대장 내시경부터 피 검사 CT 골밀도 초음파까지 3달에 걸쳐 건강검진을 했습니다. 신차를 마시기 전 한약을 먹고 감마지피티 수치가 200이 넘게 치솟고 평소에는 소변을 자주 보러 가게 되어 장거리 여행조차 불안할 정도였습니다.

처음 사장님을 뵙고 신차를 권유받을 때는 간 수치가 또 치솟을까 봐 겁이 났지만 사장님을 믿고 꾸준히 복용했습니다. 검진 결과를 보면 유방암 항암제를 먹는 중이라 간 수치가 굉장히 높게 나올 수 있는데도 불구하고 감마지피티는 거의 정상에 가까운 수치이고 나머지는 완전히 정상 수치입니다. 신장 기능 또한 정상 수치가 나왔고 나머지 모든 건강검진이 정상적이라는 결과를 받게 되었습니다. 얼마나 기뻤는지 모릅니다.

매일 장거리 운전에도 불안함 없이 소변에 대한 걱정도 사라진 지 오래입니다. 무엇보다 만성피로가 사라져 20대 때보다 더 가뿐하고 활기가 생겼습니다. 2년 전 유사 암 진단을 받고 나서 너무도 힘든 시기에 정말 감사하게도 노경보 사장님을 만났고 신차 대차를 꾸준히 복용할 수 있었기 때문에 지금의 건강검진 결과를 받을 수 있었다고 생각합니다.

## 지루성 피부염인 줄 알았는데, 문제는 장(腸)에 있어

황OO
2020년 9월 17일

처음 발생한 계기는 2019년 대구OOO 피부과에서부터 시작되었습니다. 피부과 다닐 땐 그렇게 심하지 않아 한 달 약 복용 후 정상적으로 증상이 돌아왔습니다. 그 뒤 두 달 후 다시 재발이 시작됨으로써 코로나가 대구에서 터짐으로 인해 평소 다니던 대구가톨릭 피부과는 도저히 갈 수가 없게 되어 울산A라는 한의원에 다니면서 2주 정도 한약·샴푸·침 단계를 거쳐 치료를 받아보아도 별 차이는 없었습니다. 그 후에는 감당 못할 정도로 머리에서 진물이 나기 시작하면서 엄청난 양의 딱지가 생겨나고 겨드랑이, 가슴, 등판에는 사진과 같이 엄청나게 빨갛게 부어올라 밤만 되면 뜨겁게 올라오는 열감 때문에 하룻밤을 어떻게 보낼까 뜬눈으로 불면증같이 하루가 길고 멀게만 아침만 오기를 기다릴 때가 많았습니다.

정말이지 살면서 처음 겪어보는 고통에 너무 버티는 하루하루가 힘들어 자살할까? 하는 생각으로 세상에 나보다 더 아프고 투병하는 그런 사람들의 심정이 어떤 심정인지 너무 이해가 되더군요. 그리고 나서 또 다른 B한의원을 찾아갔습니다. 여기 B한의원에서는 2차 감염으로 인해 피부과 겸용 치료를 권유함으로 인해 그때부터 5개월 동안 피부과·레이저치료, 한의원·한약, 침, 물리 치료 등 또 2번의 한의원을 거쳐 치료를 받았습니다. B한의원의 말에 따르면 사람마다 체질이 다 다를 수 있으므로 짧으면 3개월, 길면 6개월 정도의 치료 기간이 걸린다고 했습니다.

그러나 역시 그럼에도 불구하고 진물은 완화되나 싶었지만 여전히 별 차이는 못 느껴 삶의 의욕을 찾아볼 수 없을 정도로 경제적, 시간적으로도 오랜 기간 동안 치료를 받아봤지만 이렇게는 도저히 너무 힘들어서 2주라는 시간의 병가를 내며 직장을 다닐 수 없는 상태에서 직장 동료 직원의 소개로 노경보차라는 곳을 알게 되었습니다.

이때까지 지루성 피부인 줄로만 알고 있었는데 노경보차 선생님께서는 저를 보시더니 장이 나쁘다고 하셨습니다. "원인만 알면 해결됩니다"라는 말을 해주셨습니다. 그리고 "효과가 없을 시에는 절대로 판매하지 않습니다"라는 한마디로 인하여 저는 마지막으로 한번 더 희망과 믿음이 생기면서 이번 기회에 식약처에서 지정하는 식품으로 내 몸을 다시 한번 바꿔볼 수 있겠다는 용기로 열심히 노경보차와 함께 하고 있습니다.

노경보차에서는 최우선으로 먹는 음식이 제일 중요하고 절대 먹어서는 안 되는 음식들만 가려서 드시면 됩니다라고 주의 사항들도 섬세하게 알려 주시더군요. 그리하여 저는 노경보차에서 알려주신 대로 고기, 밀가루, 설탕, 우유, 계란, 빵, 인스턴트 등 모든 음식은 피하고 대신에 피차&대차로 2개월 복용과 더불어 야채, 과일 등 건강한 식제품들로만 음식을 섭취하면서 몸과 마음이 지금은 너무나 가볍고 점점 회복됨으로써 현재는 직장 생활을 예전처럼 다시 잘 다니고 있습니다.

저처럼 고생하시고 힘들게 사투를 벌이시고 계신 분들이 계신다면 저 또한 힘들었지만 잘 버티고 회복되어가는 현재 진행 과정에 고통 속에서 자신과 싸워 이기셔서 부디 하루 빨리 회복하셨으면 하는 바람으로 저의 다사다난했던 과정들을 이렇게나마 몇 자 끄적여 올려봅니다. 2개월이라는 시간 동안 제가 직접 경험해보고 먹어보고 느껴보고 바라보는 과정에서의 노경보차는 "모든 사람들의 행복으로 다시 웃을 수 있는 비로소 향기 나게 하는 차"입니다.

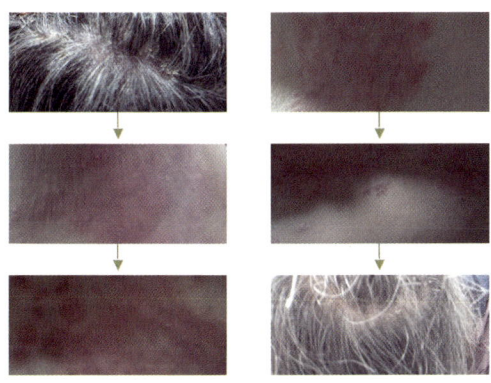

노경보차를 복용한 후 약 12일 동안의 놀라운 변화이다.

---

"정말 좋은 것 같은"
노경보차 비차

진실의 도(50대 후반 남성)
2020년 3월 16일

저는 울산 북구에 사는 50십대 후반 남성입니다. 저는 친한 고교 동창생 친구를 통해 노경보차를 알게 되었고 비차를 복용하고 있습니다. 저는 2년이 훨씬 넘도록 피부 가려움증으로 고생을 많이 했습니다. 온 몸이 가려워 일상생활이 순조롭지 못하고 잠을 자다가도 가려워 잠을 깨곤 했지요. 몸에 좁쌀만한 빨간 발진이 생겨 가려워 긁기 시작하면 피부 주위로 빨간 발진이 일어나 이곳저곳 번져나가고 짜증이 물 밀듯 일어나기도 했습니다.

병원을 세 군데나 옮겨 다니며 의사 처방에 따라 약을 먹고 연고를 바르고 해도 나을 기미도 보이지 않았지요. 피검사를 하여 음식 및 알레르기 반응 검사를 해도 아무런 이상이 없다는 겁니다. 나는 가려워 미치겠는데 아무 이상이 없다니 환장할 노릇이지요. 병명은 그냥 가려움증이라는 겁니다.

의사의 진료 처방에 따라 한 달에 한 번씩 진료를 받고 약을 바꾸기도 하고 기존 약에 더하기도 하며 복용을 하고 피부 연고도 바르기도 했지만 가렵기는 매한가지입니다. 약이 바뀌거나 더해질 때는 가려움이 잠시 주춤했다가 다시 가려워지니 미치고 환장하고 짜증이 온몸에 확 일어나는 것이—. 저의 약들은 전부가 알레르기 증상 유발하는 물질인 히스타민의 작용을 억제하는 약이다 보니 늘상 피로하고 졸리고 하니 집중력도 떨어질 수밖에 없지요.

지금은 친구의 소개로 노경보차를 복용하고 가려움증이 많이 호전되었습니다. 비차를 복용한 지 40여 일 가까이 다 돼가는군요. 비차를 복용하면서 병원 처방 약은 복용하지 않습니다. 아직까지 가렵기는 하지만 병원 처방 약을 복용할 때처럼 그렇게 가렵지는 않습니다. 많이 나아진 편이지요. 저의 아버지도 가려움증이 있어 병원 약이 듣질 않아 비차를 드시고 이젠 가렵지 않답니다. 노경보차 정말 좋은 것 같습니다.

———

### 남편, 아내, 딸 모두가
### 노경보차를 복용하는 가족

채지
2020년 9월 7일

저희 딸이 여기저기 피부가 안 좋아 병원 한의원 다녀도 안 돼서 고민하던 중 노경보차를 알게 되어 지금 3박스째 주문해서 먹고 있는데 엄청 좋아졌습니다. 저는 축농증 남편은 장이 예민해서 설사 자주 했는데 저희 가족 다 노경보차 복용 중입니다. 남편은 일주일 정도 복용 후 장이 너무 편안해졌고 저는 축농증 증상이 많이 좋아지고 있습니다. 요즈음 일하는 가게에서 노경보차 이야기 많이 합니다.

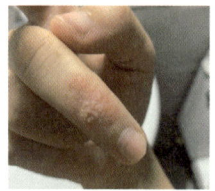 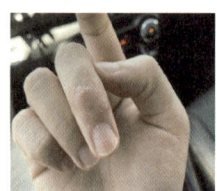

점점 좋아지고 있는 피부의 모습.

## 대차를 먹고
## 가려움이 사라져

박OO (농학박사, Kiwifruit)
2020년 8월 23일

노경보차를 먹고 있는 75살입니다. 글솜씨는 없지만 한 자 올려 봅니다. 저는 63살 때부터 원인 모르는 가려움으로 무척 고생하였습니다. 그러므로 가려울 때마다 약을 먹을 때 잠시뿐 약 효과가 없어지면 다시 가려움으로 10년이 넘게 고생을 하였습니다. 그러다 보니 지인의 소개로 노경보차를 방문하게 되었고 노경보차 밴드를 보니 가려움으로 고생하는 분, 비염으로 고생하는 분, 천식으로 고생하는 분, 신장 등으로 고생하는 분들이 올린 밴드 후기를 보고 긴가민가하면서 방문하게 되었습니다.

노경보차에서 장 누수 현상이라고 하여 대차를 먹게 되었습니다. 1박스를 먹고 나니 조금 좋아지는 듯하여 저는 꾸준히 먹어보기로 하고 현재 2달째 먹고 결과를 말씀드리겠습니다. 대차를 먹고 나니 첫 번째 피로가 없고, 두 번째 저는 변비와 설사를 왔다 갔다 하였는데 지금은 건강하고 시원한 변을 보고 있고, 그리고 3번째 얼굴에 피부도 맑아지고 당연히 가려움도 거의 없어졌습니다. 또한 장도 편안해지고 소화도 잘되고 있습니다. 끝으로 장이 건강하지 못하여 독소가 피부 알레르기를 만들어 가려움으로 나타난다니 그 독소가 얼마나 위험한지 알게 되었습니다.

---

## "적게 먹어서 생기는
## 병은 없다"는 관점

서OO
2021년 6월 1일

"내가 먹는 것이 바로 나"라고 합니다. "적게 먹어서 생기는 병은 없다"고 합니다. 오랜 기간 동안 피부 질환으로 잘 낫지 않고 갈수록 심해지는 분들에게 저의 경험을 공유하고자 4월 29일에 이어 두 번째 글을 올립니다.

저는 2010년부터 11년여 동안 피부염으로 진물과 가려움 때문에 고통 속에서 살아 왔으며 재발할 때마다 지푸라기 잡는 심정으로 그동안 안 해 본 치료가 없었습니다. 피부과로 시작하여 대학병원, 한의원 기타 등의 민간요법 병원 갈 때마다 원인은 알 수가 없으며 면역계의 이상이 생겼다는 말만 들었습니다. 서울대학교 병원에도 가보았지만 원인을 알 수가 없으며 관리로 재발을 늦출 수는 있어도 재발이 안 될 수는 없다는 것이었습니다.

돈도 돈이었지만 삶의 질이 엄청 떨어졌습니다. 직장 생활뿐만 아니라 대인 관계 등 일상생활 자체를 할 수가 없었으며 가려워서 무언가를 할 수도, 잠을 못 잤을 뿐만 아니라 씻는 것조차 괴로웠고, 호흡 곤란까지 생기기도 했습니다.

노경보차의 효과를 본 지인분의 소개로 2021년 2월 26일, 노경보차에 방문하였습니다. 노경보차 대표님이 제 얼굴을 보시더니 "잘 먹어서 생긴 병"이라고 하셨습니다. 처음에는 의아했으나 스테로이드, 항히스타민제, 제산제 등 피부과에서 처방해주는 약의 부작용을 설명해 주시는데 그냥 지나쳐오던 제 몸의 이상들이 약의 부작용이라고 생각하니 왜곡된 정보에 현혹된 저의 무지함에 충격적이었습니다. 내게 맞는 병원을 못 찾아서, 연고를 못 찾아서, 약을 먹지 않아서, 피부에 좋다는 음식이나 영양제를 챙겨 먹지 않아서, 유산균이 나에게 맞지 않아서 생긴 게 아니라는 점이었습니다.

노경보차 섭취 후 몸의 상태에 따라 다르겠지만 저는 상상 이상으로 제 몸이 안 좋아 있었기에 리바운드 현상을 조금 겪기도 하였습니다. 하지만 병원에서 처방해주는 스테로이드, 항히스타민제는 복용을 하지 않았고 노경보차 대표님이 제한한 밀가루, 튀긴 음식, 고기, 가공식품을 먹지 않고 대차와 신차를 2월 26일부터 오늘까지 96일간 섭취를 하였습니다. 노경보차를 섭취하면서 저의 신체를 계속적으로 학대하는 잘못된 식습관을 깨달았습니다. 고통의 시간이었지만 저에게 주어진 모든 것과 저를 걱정해주시는 분들에게 감사함을 느끼는 시간이기도 했습니다.

"이만하기 다행입니다. 감사합니다." 아직 가려움과 약간의 진물(특히 밤에)로 마스크를 오래 착용하는 건 어렵지만 정말 많이 좋아졌습니다. 다시 한번 노경보차 대표님께 감사드리며, 앞으로도 나아가는 모습 공유하겠습니다.

---

### 노경보차 복용 후 좋아졌다
### 나빠졌다 하면서 점점 좋아져

서○○
2021년 4월 29일

위기를 기회로 바꿔준 노경보차입니다. 약 10년 동안의 '가려움과 진물과의 전쟁'에서 희망이 보이고 있습니다. 저는 10년 전에 손등과 옆구리의 두드러기 및 가려움의 가벼운 증상으로 시작하여 피부과에 내원하였으나 얻은 건 더 심해지는 증상과 재발 스테로이드, 항히스타민제, 면역억제제, 한약 등으로 인하여 알게 모르게 망가진 제 몸입니다. 지인분의 소개로 2월 26일부터 2개월간 대차 및 신차, 발효 담국장 파우더를 섭취하고 제 몸을 새롭게 정화시킬 수 있는 기회를 주신 노경보차 대표님께 감사드립니다.

| | |
|---|---|
| 2010년 9월 | • 옆구리 및 손등의 두드러기로 시작함. 피부과 약과 주사로 나아짐. |
| 2011년 5월 | • 재발함. |
| 2012년 6월 | • 두드러기로 시작하여 습진으로 번짐.<br>• 피부과 약과 주사를 맞아도 잠깐의 호전 증상은 있었으나 며칠 지나지 않아 더 심해진 부위와 가려움과 진물이 생김.<br>• 손과 몸의 진물 때문에 붕대 감고 다님.<br>• 피부과 바꿨더니 대학병원 가라고 함. |
| 2012년 6월 | • 대학병원에서 진료받음.<br>• 루푸스 검사 및 세균 감염 검사 등을 실시함.<br>• 병명 알지 못함.<br>• 면역억제제 복용하였으나 증상만 더 심해짐.<br>• 가려움과 진물 악화되고, 부위가 점점 넓어짐. |
| 2012년 10월 | • 대학병원에 입원함.<br>• 입원을 해도 호전 반응 없어서 퇴원함. |
| 2012년 11월 | • 한의원 약 복용함.<br>• 옮겨 다니면서 약 복용함. |
| 2013년 4월 | • 2014년 한 군데 한의원의 약 복용함.<br>• 한약 및 침 치료 요법을 적용함.<br>• 스테로이드의 부작용 때문인지 왼쪽 발과 머리 제외하고 귀에서부터 얼굴과 온몸에 발진, 진물, 가려움 생김.<br>• 음식 조절과 여러 대체요법을 진행함.<br>• 증상이 호전되기 시작함. |
| 2014년 6월 | • 정상적인 생활 가능해짐. |
| 2017년 10월 | • 재발함.<br>• 얼굴에만 습진과 진물 증상 나타남 |
| 2017년 10월, 11월 | • 피부과 약 및 주사 처방받음.<br>• 잠깐 호전 증상뿐 더 심해짐. |
| 2017년 12월 ~ 2018년 1월 | • 한약 복용으로 증상 완화됨. |
| 2019년 8월 | • 재발함.<br>• 얼굴에만 습진과 진물 증상 나타남 |

| | |
|---|---|
| 2019년<br>9월, 10월 | • 피부과 약 및 주사로 증상 호전됨. |
| 2020년 9월<br>~ 2021년 1월 | • 모낭염으로 시작하여 알레르기 피부로 번짐. |
| 2021년 2월 26일<br>~ 4월 28일(현재) | • 대차, 신차, 발효 담국장 파우더 복용함.<br>• 용융 소금 섭취함.<br>• 밀가루, 고기, 계란, 튀긴 음식, 유제품 섭취 안함.<br>• 식물성 기름(올리브 오일, 참기름, 견과류)도 거의 섭취 안함.<br>• 리바운드 현상 있었음.<br>• 밤에 가려워 잠을 거의 못 잠.<br>• 얼굴의 열감과 계속 부어 있었음.<br>• 세안 후 물기 닦기도 전에 진물이 흐름(피도 남).<br>• 6-7주차부터 호전 반응 나타남.<br>• 좋아지기 시작하니 빠르게 좋아짐.<br>• 현재도 밤에 가려운 증상과 약간의 진물이 남.<br>• 좋아졌다 나빠졌다 반복되면서 점점 좋아짐. |

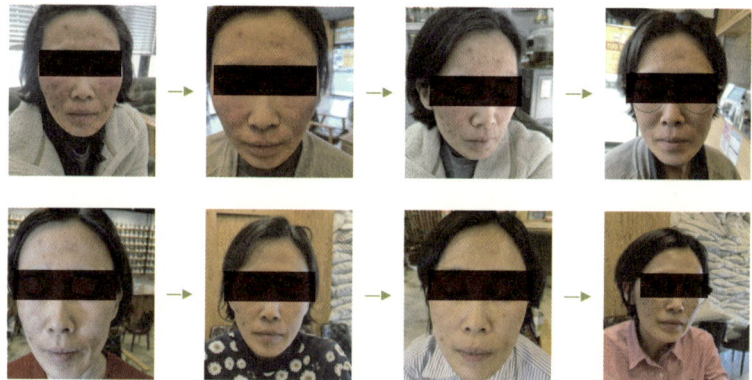

대차, 신차, 발효 담국장 복용 후 약 3개월 동안의 피부염 호전 상황.

## 자존감은 높여주고
## 스트레스는 줄여준 신차

유OO
2020년 3월 27일

울산에서 신차를 복용하면서 넘 많은 변화가 있어서 혹시나 정보가 필요한 분이 계실 듯하여 복용 중간에 저의 후기를 올립니다. 저는 평소에 혈압도 높고 눈도 뻑뻑하고 소변을 자주 보고 육고기를 먹는 순간 설사를 하고 머리가 많이 빠져서 정수리가 휑하게 보였고 피로감을 달고 다녔습니다.

　인연인지 노경보차를 만나게 되어 신차를 복용하게 되었습니다. 복용 중 피로감도 없고 소변도 정상적으로 보고 육고기를 먹어도 설사도 잘 하지 않고 혈압도 정상치로 돌아왔으며 눈도 시원해졌으면 정수리(머리)에 휑하던 머리숱이 많아져 나의 자존감도 업(up)되고 스트레스는 제로(zero)가 되어 건강하고 행복한 삶을 살아가고 있습니다.

―――

## 지푸라기라도 잡는 심정으로
## 신차를 구입해

케렌시아(50대 후반 여성)
2020년 8월 13일

몇 년 전부터 두통에 시달려온 50대 후반 여성입니다. 저는 머리가 폭발할 정도로 심한 통증과 복통이 일 년에 서너 번 있었습니다. 그때는 구토도 심해서 토하기도 하였습니다.

　그러다 보니 응급실에 가기도 하였고 병원에서 검사를 하면 이상은 없었고 병원에서 처방 약은 항정신성 의약품과 진통제. 위장약을 받아서 먹으면 그때는 감쪽같이 아픈 곳은 사라졌지만 두통과 복통은 점점 횟수가 늘어나고 응급실 가는 횟수도 늘어나다 보니 혹시나 큰 병이 있나 해서 서울 삼성병원까지 가보았지만 삼성병원에서도 이상 없다는 의사 소견을 받았지만 나에게는 큰 고통이었습니다.

　검사 결과는 이상은 없어도 고통은 점점 빨라지다 보니 일상생활이 힘들었습니다. 어떨 때는 화장실로 뛰어 들어가 변기를 움켜잡고 차가운 곳에서 뒹굴거리고 설사하며 땀으로 온몸이 젖고 나서야 진정되기도 하였습니다. 남편이 평소 소변이 참지 못할 정도로 자주 마렵고, 야간뇨에 머리 빠짐이 심했는데 노경보차를 먹고 좋아지는 것을 보고 남편의 권유로 노경보차라는 곳에 설명만 들어보라며 억지로 등 떠밀려 갔습니다. 남편의 권유로 갔지만 병원에서 이상 없다 하였지만 나에게는 너무나 큰 고통이었기에 지푸라기라도 잡는 심정으로 신차를 구입해 먹게 되었습니다.

신차를 먹기 전 저 또한 평소 소변이 시원치가 않았고 늘 피로가 쌓이고 깊은 숙면을 취하지 못하였습니다. 또한 뒷머리가 무거웠고 혈압도 약간 높은 편이었습니다. 그런데 신차를 먹고 난 후 어느날부터 과거의 두통과 복통 혈압이 정상화되면서 숙면을 취하게 되었습니다. 저는 남편의 권유로 노경보차를 방문하면서 병원에서도 치료 못한 고통을 신뢰하지 않았지만 지금은 내 주위에 친구들과 지인들에게 노경보차를 홍보하는 여인이 되었습니다.

친한 친구가 약국에 근무하는데 평소에 얼굴이 자주 붓기도 하고 소변이 자주 마렵고 허리도 아프고 피로도 늘 있고 눈도 늘 피로하고 뒷머리도 무겁다 해서 노경보차를 소개해 줘서 친구도 먹고 지금은 건강해졌습니다.

———

## 그 어떠한 약과 치료보다
## 신기한 노경보차의 효과

젤리(35세 남성)
2020년 3월 17일

해외에 거주하고 있는 35살 남자입니다. 갑자기 20대 중반부터 시작된 비염 혹은 콧물 알레르기 때문에 지금까지 10년 넘게 고생하고 있던 사람입니다. 아침에 일어나면 콧속이 탱탱 불어서 숨도 잘 쉴 수 없고 한번 시작하면 도저히 쉽게 멈춰지지 않는 재채기와 콧물로 세수조차 하기 힘들었습니다. 그렇게 콧물을 빼려고 계속해서 코를 풀다 보면 결국엔 코피가 흐르기 일쑤였습니다. 어떤 날은 오전에 잠잠하던 비염이 오후 들어 갑자기 증상이 심해져서 제대로 일상생활조차 할 수 없었던 적이 많았습니다. 주위 사람과 가족들의 권유로 많은 약과 치료를 시도해보았지만 일시적인 효과만 줄 뿐 완전히 비염에서 자유로워진다는 건 불가능해 보였습니다.

그러던 어느 날 한국에서 장모님이 비염에 효과가 좋다고 속는 셈 치고 한번 먹어보라 하시면서 '노경보차'를 보내주셨습니다. 하루에 3번, 2주 동안 먹으라는 원장님의 지시에 따라서 정말 열심히 먹었습니다. 시간이 없는 오전에는 포장 그대로 복용을 했고 저녁 시간에는 약을 살짝 따뜻하게 데워서 차처럼 마셨습니다.

처음 며칠 동안은 어떠한 변화도 없는 것 같았지만 3-4일째 되던 날부터 조금씩 효과가 나타났습니다. 저녁에 잠을 잘 때 항상 오른쪽 방향으로 누워서 자거나 천장을 보고 잠들었는데 그 이유는 왼쪽 코가 막혀 숨을 쉴 수 없었기 때문입니다. 그랬던 제가 아침에 왼쪽 방향으로 자다가 잠을 깬 것입니다. 너무나 신기해서 그 상태로 5분간 누워서 코로 숨을 계속 쉬기를 반복했습니다. 참으로 오랜만에 양쪽 콧속이 막혀 있지 않은 상태로 잠을 깬 것입니다. 하루 종일 부어 있어야 할 콧속도 하루가 다르게 붓기가 빠지고 점점 재채기와 콧물이 흐르는 시간이 현저히 줄어들었습니다.

　그 어떠한 약과 치료보다 노경보차로 계속 상태가 호전되고 있어서 앞으로도 해외 배송으로 받아보려고 합니다. 저같이 비염 심하신 분들께 적극 추천합니다.

───

## 한여름에도 얼음장 같던
## 손발이 따뜻해지는 느낌

매미
2020년 4월 11일

샌프란시스코에 거주하는 20대입니다. 이번에는 저희 남편 비염이 아닌 다른 제 후기를 가지고 왔어요. 저는 20대 후반에 피부가 늘 울긋불긋하고 트러블이 나는 말 그대로 피부가 좋지 않은 사람인데요. 어떤 음식에도 피부가 울긋불긋 예민해져서 거의 포기 상태였어요. 사실 제가 좋아하는 음식은 피부에 좋지 않은 설탕이나 단 음식 종류라 건강 식단을 조절하기가 쉽지 않더라구요. 피부과 진료도 받을 때만, 그때만 좋아지고 다시 돌아오더라구요.

　근본적인 문제가 해결이 되지 않으니 피부가 안 좋아질 수밖에 없다. 유전적 요인이다, 생각하고 그냥 생활했는데 한국에 계신 부모님과 영상통화를 할 때마다 울긋불긋 빨간 피부가 너무 안 좋다며 걱정하시며 대차를 보내주셨어요. 속는 셈 치고 먹기 시작한 지 일주일 됐는데 한여름에도 얼음장 같던 손발이 따뜻하고 추위를 많이 탔는데 전체적으로 몸이 따뜻해지는 느낌이 들더라구요. 피부도 붉은 톤이 거의 없어졌어요. 앞으로 꾸준히 대차 더 먹어 보고 후기 남겨 볼게요.

　남편도 비염차 하루 세 번 꼬박꼬박 먹고 있는데 확실히 비염 알레르기가 줄어든 게 보여서 기분이 좋아요. 주변에도 남편 보고 개선된 게 보여서 궁금하다고 하시네요. 광고로 오해하실까봐 주변 분들께 먼저 말씀 안 드렸었는데 주변에서 먼저 상태를 보시고 알아봐 주시니 너무 신기했어요.

───

## 효도하는 마음으로
## 구입해 드린 천기비의 효과

김OO
2019년 11월 15일

우리 엄마의 천식 후기 올립니다. 엄마 나이는 87세입니다. 50세 정도부터 천식으로 고생하였습니다. 평소에 가래가 심하고 숨쉬기도 넘 힘들어 생활하기 넘 힘들어 하였습니다. 이젠 나이도 드시다 보니 천식이 너무 심하여 병원에서 큰병원으로 모시라고 하였고 천식으로 30년이 넘도록 고생하였습니다. 30년 동안 별의별 약을 다 복용해 보았지만 치료가 되지 않았고 이젠 돌아가실 준비를 하였습니다.

그러던 중 주위에서 노경보차를 먹고 천식이 좋아졌다는 소리를 듣고 혹시나 효도하는 마음으로 치료될 것이라고는 생각도 안 하고 천기비 1박스를 엄마에게 구입해 드시게 하였습니다. 병원에서도, 한의원에서도 치료하지 못한 천식이 치료될 것이라고는 꿈에도 생각 안 하였습니다. 그런데 5박스 드시고 30년이 넘게 고생하시던 천식이 없어지셔서 지금은 아주 편안하게 생활하시고 계십니다.

---

### 요산저하제 복용 중단 후에도
### 내려간 요산 수치

김OO (전 부산시 건강체육국장)
2020년 12월 2일

저는 2020년 1월 4일 밴드에 불면증으로 고생하던 아내가 불차를 마시고 숙면을 취하고 있다는 글을 올린 1957년생 김OO입니다. 저에게 갑자기 찾아온 통풍으로 인해 고생했던 일과 노경보차의 신차와 대차를 마시면서 체험하고 있는 변화에 대하여 소개하고자 합니다. 통풍으로 인해 고통을 겪는 분들에게 다소나마 도움이 되었으면 합니다.

10월 22일, 주왕산 등산을 마치고 백숙과 막걸리를 마시고 온 다음 날 엄지발가락이 아프기 시작해서 그날 밤에는 통증이 심해 한숨도 자지 못할 정도였습니다. 발이 삐었나 하는 생각에 근처 통증의학과를 찾았는데 통풍인 거 같다면서 혈액 검사를 하고 일단 요산 저하제와 진통제를 처방받아 10월 27일까지 복용한 결과 통증은 적어졌고 혈액 검사 결과 요산 수치 7.6(정상 3.4~7.0)으로 통풍 진단을 받았습니다.

저는 36년간 부산시에서 보건직 공무원으로 근무하면서 건강체육국장으로 퇴직 시까지 대부분의 기간을 의약 식품 업무를 담당하였기 때문에 모든 질병은 당연히 약으로 치료될 거라 생각해서 통풍 전문 의사를 찾아가려다가 병원에서 치료가 되지 않았던 아내의 불면증이 불차를 마시고 해소되었던 일이 생각나서 노경보차를 찾아갔는데 노경보 사장님으로 부터 통풍의 발생 원인부터 그 해결책까지 건강에 도움이 되는 유익한 얘기를 듣고 평소 저의 식생활을 많이 반성했습니다.

신차를 마시며 식이요법을 병행하자 체중이 4~5kg 빠지며 컨디션도 좋아지고 통증 재발도 없었는데 먹은 음식에 문제가 있었는지 11월 9일 통증이 약하게 느껴져 류머티즘 내과 전문의를 찾은 결과 일단 통풍이 발생하면 평생 요산 저하제를 복용하는 게 좋다는 얘기를 들었으나 요산 수치만 낮추어 주는 요산저하제를 평생 복용하는 것보다 기능이 저하된 신장에 도움이 되는 식품들로 만든 신차를 마시면서 식단 관리를 좀더 철저히 해야 겠다고 생각하고 일단 통증만 가라앉힌 후 요산저하제는 복용하지 않고 신차와 대차를 마시며 식이요법을 병행하다가 3주일 후 11일 30일 류머티즘내과 전문의를 찾아 혈액 검사 결과 요산 수치 6.5로 정상 수치 범위 내로 나왔습니다.

결과를 본 의사 선생님이 놀라면서 통풍이 발생한 후 요산저하제를 복용하다가 중단하면 거의 대부분의 환자가 요산 수치가 올라가는데 약을 중단한 지 3주가 지났는데도 요산 수치가 내려가고 콜레스테롤 수치도 정상이라는 게 놀라운 일이라며 요산저하제를 복용하지 않아도 되겠다고 하였습니다. 3개월 후 혈액 검사를 예약하고 기분 좋게 돌아오면서 노경보 사장님 말처럼 3-4개월 신차와 대차를 마시면서 식이요법을 병행하면 그동안 무분별한 식생활로 인해 저하된 내 몸의 장기들이 정상을 찾아 통풍이 치료될 거라는 희망을 가졌습니다.

---

## 신차를 먹고 간 수치가
## 정상으로 돌아와

영원한 행복
2020년 4월 9일

예전에 아들 키가 크지 않아서 걱정이 되어 노경보차 키커차를 먹고 동영상을 올렸던 수민이 아빠입니다. 당시에 아이 키는 엄마 키에 간당간당하였지만 그 후로 키커차를 꾸준히 먹인 결과 엄마 키보다 훨씬 커졌고 이젠 저랑 비슷하게 되었습니다. 아들은 이제 중1이고 제 키는 170cm입니다. 저번에 저도 후기를 올린 적도 있지만 이번엔 좀 특별한 경우라 다시 글을 올리게 되었습니다.

저는 평소에 간 수치가 높아 병원 약을 계속 먹었으나 간 수치가 떨어지지 않았습니다. 아내도 저도 걱정이었습니다(술은 먹지 않음). 그런데 노경보차에서 신차를 꾸준히 먹으면 간 수치가 떨어진다는 얘기를 듣고 신차를 꾸준히 먹고 있습니다. 노경보차 사장님은 간 수치는 신장이 건강해지면 떨어진다고 말씀하시기에 계속 먹게 되었습니다. 그런데 의사는 한약 같은 걸 먹으면 신장이나 간이 나빠진다고 일체 먹지 말라 하여 약간은 걱정이었습니다. 노경보 사장님께서 식품이라 안전하다고 하여 믿고 먹었습니다. 지난번 후기에 말씀드렸듯이 신장 기능이 나빠 소변도 불편하고 눈 피로감도 느꼈습니다. 그런데 이러한 증상이 사라졌습니다.

노경보차 신차를 먹고 있는 중에 정기 종합검진을 받았는데 노경보 사장님 말과 같이 간 수치마저 정상으로 돌아왔습니다. 아내와 저도 정말 신기해 했고 병원에서 주는 약은 일체 먹지 않았습니다. 걱정이던 간 수치가 정상으로 돌아와 이렇게 후기를 올리게 되었습니다.

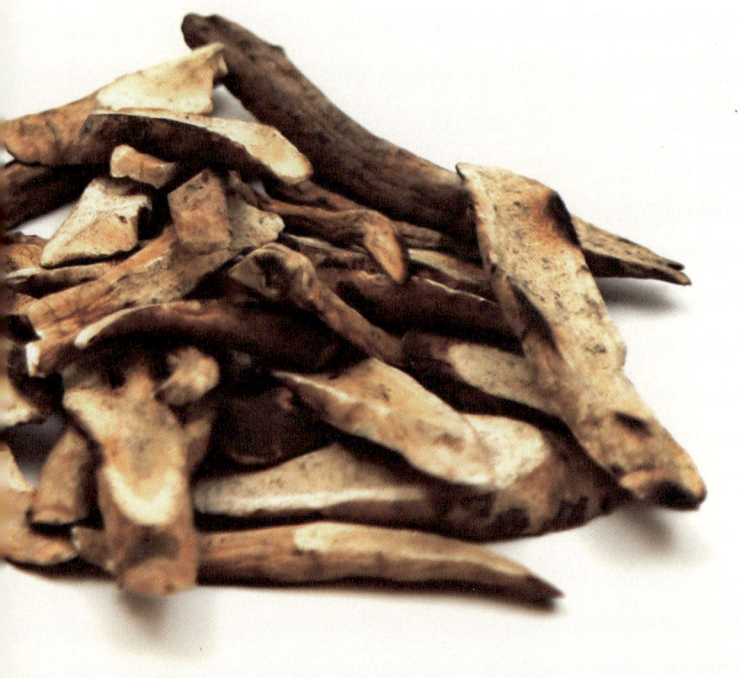

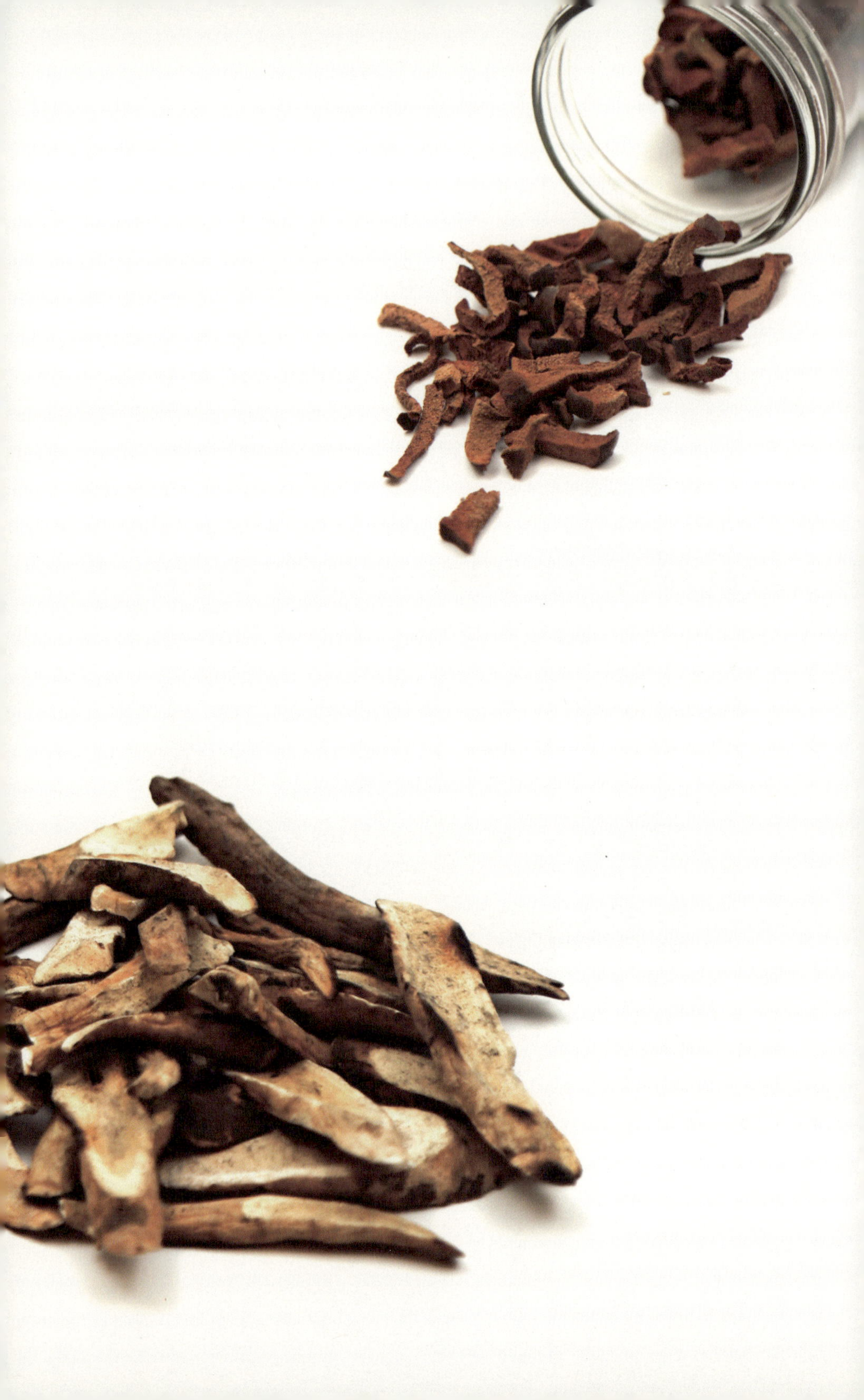

# 참고 문헌

노경보차를 주제로 책을 쓰며 다음과 같은 책을 참조했다. 이러한 책을 쓰신 분들 또한 약으로는 병을 고칠 수 없다고 말한다. 게다가 노경보차에 대한 나의 책보다 더 훌륭한 내용이 많다. 읽기를 권한다.

『건강하려면 병원과 약을 버려라』 신우섭 지음, 에디터, 2020
『나는 현대의학을 믿지 않는다』 로버트 S. 멘델존 지음, 남점순 옮김, 문예출판사, 2016
『약, 먹으면 안된다』 후나세 슌스케 지음, 강봉수 옮김, 중앙생활사, 2018
『약 제대로 알고 복용하기』 로버트 S. 골드 외 지음, 정현희 외 옮김, 조윤커뮤니케이션, 2018
『약을 끊어야 병이 낫는다』 아보 도오루 지음, 조영렬 옮김, 부광, 2004
『약에게 살해당하지 않는 47가지 방법』 곤도 마코토 지음, 김윤경 옮김, 더난출판사, 2018
『의약에서 독약으로』 미켈 보쉬 야콥슨 외 지음, 전혜영 옮김, 율리시즈, 2016
『장수하는 사람은 약을 먹지 않는다』 오카모토 유타카 지음, 김정환 옮김, 싸이프레스, 2014
『알기 쉬운 약물 부작용 메커니즘』 오오츠 후미코 지음, 정다와, 2016
『의사가 환자를 만들고 약이 병을 키운다』 박명희 지음, 원앤원스타일, 2015
『죽은 의사는 거짓말을 하지 않는다』 닥터 월렉 강연, 박우철 번역, 2009, 꿈과의지
『의사를 믿지 말아야 할 72가지 이유』 허현회 지음, 라의눈, 2017
『병원에 가지 말아야 할 81가지 이유』 허현회 지음, 라의눈, 2019

『의사의 거짓말』 켄 베리 지음, 한소영 옮김, KOREA.COM, 2019

『사람의 몸에는 100명의 의사가 산다』 서재걸 지음, 문학사상, 2014

『암이라는 말을 들었을 때』 다니가와 게이시 지음, 송수영 옮김, 이아소, 2018

『우리가 몰랐던 항암제의 숨겨진 진실』 후나세 슌스케 지음, 김하경 옮김, 중앙생활사, 2018

『항암제로 살해당하다』 후나세 슌스케, 이근아 옮김, 중앙생활사, 2019

『알레르기의 90%는 장에서 고친다』 후지타 고이치로 지음, 이해란 옮김, 국일미디어, 2017

『장내 유익균을 살리면 면역력이 5배 높아진다』
후지타 고이치로 지음, 노경아 옮김, 도서출판 예인, 2014

『장내세균 혁명』 데이비드 펄머터 지음, 윤승일 이문영 옮김, 지식너머, 2019

『장이 살아야 내 몸이 산다』 무라타 히로시 지음, 박재현 옮김, 이상미디어, 2010

『혈관이 살아야 내 몸이 산다』
다카자와 겐지 · 다마메 야요이 지음, 박재현 옮김, 이상미디어, 2011

『그레인 브레인』 데이비드 펄머터 지음, 이문영 김선하 옮김, 지식너머, 2020

『당뇨병 치료, 당뇨약에 기대지 마라』 선재광 지음, 전나무숲, 2020

『당신의 세포가 병들어 가고 있다』 이동환 지음, 동도원, 2008

『소소하지만 확실한 건강 이야기』 오경석 지음, 에디터, 2019

『체온1도 올리면 면역력이 5배 높아진다』
이시하라 유미 지음, 황미숙 옮김, 도서출판 예인, 2010

『콜레스테롤 수치에 속지 마라』
스티븐 시나트라, 조니 보든 지음, 제효영 옮김, 예문아카이브, 2017

『환자혁명』 조한경 지음, 에디터, 2019

에필로그

# 노경보차에 신뢰를 보내주신 많은 분들께 감사드립니다!

사계절이 뚜렷한 나라는 1년 내내 더운 열대지방이나 1년 내내 추운 한대지방에 비해 같은 식물이라도 그 성분에 있어 극명한 차이를 나타내고 있습니다. 또 같은 온대지방이라도 토양, 물, 기후에 따라 식물의 성분은 큰 차이를 보입니다. 그것은 고려 인삼을 재배하려고 중국에서 수많은 세월 동안 온갖 시도를 해 봐도 성분이나 함량의 격차를 메우지 못하고 결국 포기하는 것을 보면 알 수 있습니다.

허준 선생은 사계절의 장점과 사계절을 겪은 식물의 효과를 『동의보감』에 기록하였고, 더 나아가 봄 여름 가을 겨울의 계절마다 식물의 효과도 다를 뿐만 아니라, 뿌리, 잎, 줄기, 열매 또한 그 효과를 다르다고 기록하였습니다. 그래서 크게는 서양의학에 대한 동양의학으로 구분해서 보는 사람도 있겠지만, 좀 더 자세히 들여다보면, 중국에는 중의학이 있고 한국에는 한의학이 있는 것입니다.

## 우리나라는 의약
## 천연자원의 보고(寶庫)

그래서 우리나라에서 자란 약초나 우리나라에서 발전해온 한의학은 서양의학과는 비교가 안 되는 큰 자산입니다. 물론 서양의학이 미생물에 의한 질병이나 외과적인 수술에서 인류에게 큰 도움을 준 것은 틀림이 없습니다.

 그러나 서로 다른 체계로 발전을 해온 동양과 서양의 의학은 서로의 장점을 받아들이며 더 크게 발전하고 있음에도 아직 인류를 모든 병마에서 구출하기는 요원한 실정입니다. 이러한 현실적 한계나 체계의 차이에 대한 인식 없이 동양의학이 과학적이지 못하다고 하는 말은 무지에서 비롯된 말입니다.

 동양의학은 질병의 원인을 잡아 근본을 건강하게 함으로써 질병이 내 몸 안에 존재하지 못하게 하는 것을 목표로 발전해왔으며, 서양의학은 질병 자체에 많은 관심을 두고 질병을 없애는 것을 목표로 발전해왔습니다. 서양 문물을 받아들이면서 서양의 과학 체계가 학문의 중심으로 자리 잡으면서, 생활의 기준이 되는 가치나 학문적 체계의 충돌은 많은 분야에서 발생해왔습니다.

 의학계에서는 이제 한의대도 많이 설립되어 자리를 잡아가지만, 아직도 양의학계와 한의학계 양측은 여러 분야에서 다툼이 있습니다. 현

상황이 이렇기에 당연히 우리나라의 의약 천연자원을 활용한 건강 관련 분야는 방치되고 있으며, 서양의학으로 치료가 되지 않는 질병 또한 난치병이나 불치병이라는 이름을 붙여 그냥 방치되는 안타까운 일이 벌어지고 있는 것입니다.

그럼에도 서양의학을 공부한 사람들은 엉뚱하고 답답한 소리를 마구 해댑니다. 그들이 자주 하는 말은 "과학적으로 증명된 것이 없다"는 말입니다. 그러나 역설적으로 그 말에 모든 정답이 있습니다. 현재 지구인이 추구하는 학문의 중심으로 자리 잡은 서양 과학 체계는 지난 수천 년간 인류가 발전시킨 여러 학문 체계 중의 하나입니다. 그 과학의 발달에 힘입어 우리는 컴퓨터, 자동차, 로봇을 비롯한 수많은 혜택을 누리고 있습니다. 그 편안함뿐만 아니라 어릴 때부터 우리는 그 체계에 맞춰 교육을 받은 까닭에 우리는 다른 체계가 있다는 것을 받아들이기 어렵습니다.

그러나 서양 과학은 사물의 근원이나 생명의 근원 등 근본적이고 기본적인 사항이나 원리에 관해서는 어떤 것도 밝혀낸 게 없으며, 어떤 설명도 하지 않습니다. 현재 인류가 가진 의문의 10%도 밝히지 못한 서양 과학으로 나머지 90%가 넘는 사항에 대해 '과학적으로 증명이 되지 않았다'라거나 '비과학적이다'라는 말을 하는 것 자체가 비과학적인 말일 것입니다.

그것은 마치 2차원적인 생각으로 3차원을 평가하는 것과 마찬가지

이며, 컴퓨터로 예를 들자면 '윈도즈'가 자기와 운영체제가 다른 '크롬'이나 '매킨토시', '리눅스' 체제를 비판하면서 '비(非)윈도즈 적'이라고 말하는 것과 같습니다. 그냥 '아직 모릅니다'라고 말하면 될 것을 '과학적 증명'이니 '비과학적'이라고 말하면, 그것은 정말 과학을 모독하는 말이 될 것입니다.

## 동양의학과 서양의학의 차이

서양의학이나 동양의학은 다른 학문처럼 모두 귀납적인 방법이나 연역적인 방법을 사용해서 수천 년 동안 발전을 해왔으며, 질병을 바라보는 시각이 달라서 서로 강점을 가진 분야가 다를 뿐입니다.

서양의학은 질병 자체를 들여다보기에 세균으로 인한 질병이나 외과적인 수술에 강점이 있습니다. 동양의학은 사람을 위주로 질병을 바라보며, 균형이 무너진 부분을 보완함으로써 면역체계를 강하게 하여 질병을 이기게 하는 데 강점이 있습니다. 이런 차이를 인정하고 상대의 강점을 배우고 자신의 약점을 보완하는 노력을 기울여야 할 것이며, 또 그렇게 해야만 지금도 치료할 방법을 찾지 못해 고통받는 환자를 한 명이라도 줄일 수 있을 것입니다.

그리고 무엇보다도 우리는 현재 인류가 치료 방법을 알지 못해서 고통받거나 죽어가는 사람부터 구해야 한다는 절대적인 명제 앞에서, 자기가 몸담은 분야의 이익이나 기득권을 위해서 왜곡되거나 편파적인 주장을 한다면, 신이 주신 생명 앞에 큰 죄를 짓는 일입니다. 모두가 겸허하게 마음을 내려놓고 오로지 고통받는 사람의 아픔에 집중해야 할 것입니다.

융복합의 시대에 자신의 이익을 위해서 융복합의 가치를 외면하거나, 직업과 봉사의 경계에 서 있는 의약 분야의 특수성을 외면하는 일을 개인적 가치관의 차이라고 변명해서는 안 될 것입니다. 왜냐하면, 그런 행동은 단지 환자의 고통을 모른 체하는 비양심적인 행동이기 때문입니다.

아무쪼록 '노경보차'를 이용해서 비염, 기침, 천식, 피부 알레르기, 전립선 질환, 요실금, 비만, 고혈압, 당뇨병, 불면증, 위 질환, 대장 질환, 통풍 등의 만성질환으로 고통받는 환자들이 고통에서 벗어나고, 저 또한 노경보차를 통해 많은 사람에게 '노경보차'가 알려지지를 희망합니다. 또 우리나라뿐만 아니라 외국에도 '노경보차'가 수출되어 더 많은 사람이 이 차를 마실 수 있도록 노력할 것입니다.

아울러 '노경보차'가 한약이나 양약처럼 부작용이 있는 치료제가 아닌 부작용이 없는 식품으로 사용될 수 있도록 준비하고 있습니다. '노경보차'를 마시고 고통에서 벗어나신 분은 밴드에 자신만의 체험의 글을 올려 주시면, 같은 고통을 겪는 다른 사람에게 많은 도움이 될 것입니다.

앞으로도 저는 제 자리에서 최선을 다하겠으며, 그 노력의 결과는 여러분을 통해서만 나온다는 사실을 잊지 않겠습니다.

'코로나19'라는 팬데믹이 지구촌 전체에 창궐하는 시기에 만성질환으로 고통받는 모든 지구인이 노경보차를 마시고 고통에서 벗어나는 즐거운 상상도 해봅니다. 독자 여러분도 더욱 건강에 신경 쓰시기를 바라며, 끝으로 노경보차의 밴드의 글을 올려 주신 분들의 성원에 감사드립니다.

모두가 질병의 고통에서 벗어나는 그 날을 위하여

**2021년 8월, 노경보**

지은이 · 노경보

1960년 경남 의령군에서 태어났다. 의약품 도매상 대표에서 사회사업가, 그리고 노경보차 개발까지…. 그의 인생역정은 파란만장, 그 자체다.

그는 천성적으로 소외된 이웃에 대한 배려와 함께 부당하고 불합리한 일들을 그냥 넘기지 못한다. 의약품 도매상 대표 시절에는 제약사가 대형병원에는 1원에 약품을 공급하고, 일반 약국에는 정상가로 약품을 판매하는 '1원 낙찰'의 폐해를 고발하기 위해 국회 앞에서 1인 시위를 벌여 언론의 관심을 받기도 했다.

오랜 기간 무료급식소를 통해 펼친 이웃사랑을 인정받아 2011년에는 보건복지부 장관 표창을, 2012년에는 우리 주위의 숨은 유공자를 국민이 직접 발굴, 추천하는 '정부포상 국민추천제'의 제1회 수상자로 선발돼 대통령 표창을 받았다.

지금은 영남알프스의 주봉 가지산 자락에서 노경보차 카페를 직접 운영하며, 현대의학의 사각지대에서 고통받는 이웃을 위한 마지막 사회 활동을 펼치고 있다.

의사, 한의사 선생님이
사용하는 약(藥)과
노경보차에서 개발한 차(茶)와
한 판 붙읍시다!

| | |
|---|---|
| 1판 1쇄 발행 | 2021년 8월 15일 |
| 1판 2쇄 발행 | 2022년 5월 10일 |
| | |
| 지은이 | 노경보 |
| | |
| 발행인 | 이지순 |
| 편집 | 이상영 |
| 윤문·개서 | 조용재 |
| 디자인 | BESTSELLER BANANA |
| 교정 | 손미경 |
| 마케팅·관리 | 최유진 |
| | |
| 발행처 | 효산출판사 |
| 주소 | 경상남도 창원시 성산구 중앙대로210번길 3 경남신문사 1층 |
| 전화 | 055-282-1457 |
| 팩스 | 055-283-1457 |
| 이메일 | ez9305@hanmail.net |
| 등록 | 제 567-2020-000036 호 |

ISBN 979-11-973193-0-3

값 15,000원